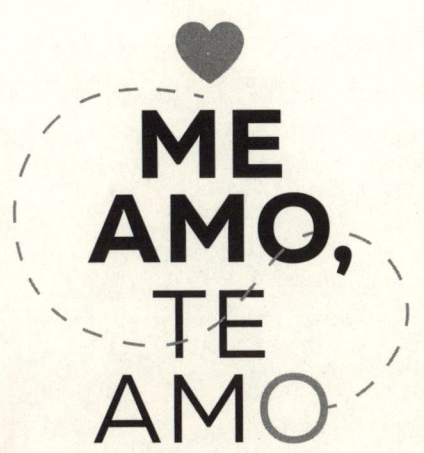

MARÍA ESCLAPEZ

ME AMO, TE AMO

Traduzido por Rodrigo Peixoto

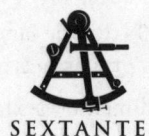

Sextante

Título original: *Me Quiero, Te Quiero*

Copyright © 2022 por María Esclapez
Copyright da tradução © 2024 por GMT Editores Ltda.
Copyright © 2022, 2023 por Penguin Random House Grupo Editorial, S. A. U.
Travessera de Gràcia, 47-49, 08021 Barcelona

Todos os direitos reservados. Nenhuma parte deste livro pode ser utilizada ou reproduzida sob quaisquer meios existentes sem autorização por escrito dos editores.

coordenação editorial: Alice Dias
preparo de originais: Carolina Lins
revisão: Hermínia Totti e Livia Cabrini
projeto gráfico e diagramação: Guilherme Lima e Natali Nabekura
capa: Isabel González
adaptação de capa: Natali Nabekura
impressão e acabamento: Associação Religiosa Imprensa da Fé

CIP-BRASIL. CATALOGAÇÃO NA PUBLICAÇÃO
SINDICATO NACIONAL DOS EDITORES DE LIVROS, RJ

E72a

Esclapez, María
  Me amo, te amo / María Esclapez ; tradução Rodrigo Peixoto. - 1. ed. - Rio de Janeiro : Sextante, 2024.
  208 p. ; 23 cm.

  Tradução de: Me quiero, te quiero
  ISBN 978-65-5564-937-6

  1. Relações humanas. 2. Dependência (Psicologia). 3. Amor - Aspectos psicológicos. I. Peixoto, Rodrigo. II. Título.

24-92807
CDD: 152.41
CDU: 159.942.52:392.61

Gabriela Faray Ferreira Lopes - Bibliotecária - CRB-7/6643

Todos os direitos reservados, no Brasil, por
GMT Editores Ltda.
Rua Voluntários da Pátria, 45 – 14º andar – Botafogo
22270-000 – Rio de Janeiro – RJ
Tel.: (21) 2538-4100
E-mail: atendimento@sextante.com.br
www.sextante.com.br

Para você que está lendo neste momento: obrigada por tornar este livro possível.

O que você tem nas mãos é uma janela para o conhecimento. Faço um convite para que embarque nesta aventura que fará você refletir e desafiar suas crenças. A jornada para o autodesenvolvimento não vai ser fácil, mas garanto que valerá a pena.

Espero que você encontre aqui a luz que ajude a iluminar seu caminho. Lembre-se sempre de que a pessoa mais importante da sua vida é você.

Com amor saudável,

Maria Sclaper ♡

SUMÁRIO

Prólogo 9
Dúvidas frequentes 13
Introdução 17

1. Relacionamentos tóxicos e dependência emocional 21
2. Fases do amor 25
3. Mitos do amor romântico 29
4. Dependência emocional 49
5. Responsabilidade afetiva 77
6. Abuso emocional 83
7. Ciúme 107
8. Perfil narcisista *versus* perfil empático 129
9. A separação no contexto de relacionamentos dependentes 145
10. Estilos de apego 181
11. Relacionamentos saudáveis 197

Referências bibliográficas 205

PRÓLOGO

Eu me lembro do meu primeiro relacionamento amoroso, mais de uma década atrás. Eu tinha 18 anos, minhas expectativas eram bem altas, a autoestima estava lá em cima e a vontade de me apaixonar era enorme. Eu carregava uma mochila repleta de mitos sobre o amor romântico e de crenças sobre relacionamentos: a pessoa que nos ama não nos faz chorar; o amor supera tudo; quem briga é porque se importa... e por aí vai.

Não surpreende que eu pensasse assim. Durante toda a minha vida testemunhei histórias maravilhosas de meninas que conheceram príncipes, vampiros e milionários com os quais viveram aventuras, se apaixonaram e foram felizes para sempre. Por que eu não poderia viver a mesma coisa? Por que o mundo, para mim, deveria ser um tédio? Por que não desejaria me apaixonar por alguém que fosse misterioso e sedutor como os protagonistas masculinos dos livros e filmes que eu via? O que significava ter um relacionamento saudável? Eu só queria encontrar o amor verdadeiro, a felicidade, o "felizes para sempre". E foi isso que consegui. Nas duas primeiras semanas.

Depois, tudo mudou. Vieram o medo, a insegurança, as noites insones e as lágrimas derramadas em segredo.

No fim das contas, o amor não se resumia a entrega, dedicação e sacrifício. Minha missão na vida não era salvar meu amado das consequências de um passado complicado graças ao poder do amor. Se ele não conseguia agir diferente, não era porque nunca esteve apaixonado de verdade, mas porque não queria mudar. Eu não deveria ter justificado o controle com a desculpa de que era proteção e cuidado. Não era normal que meu relacionamento parecesse uma montanha-russa. Reconciliações envolvem diálogo, não sexo. Eu não precisava me entregar a uma relação sem cumplicidade. O vazio que eu sentia no peito tinha nome: ansiedade. A sensação no meu estômago não era excitação, e sim medo de que meu namorado parasse de me amar e me largasse. Mas eu não era mãe dele. Não deveria ter continuado se não sentia que aquilo me trazia segurança.

"É só uma fase", pensava. "Tudo vai mudar e voltar a ser como era no início." A questão é que nunca voltávamos a esse ponto. As coisas boas acabavam se transformando em migalhas, e eu, como uma boba, aceitava. É assim que funciona a dependência emocional. Ela nos envolve e nos apaga pouco a pouco. Até que um dia, de repente, você não se reconhece mais.

E sabe o pior? Mesmo com tudo isso, você tem esperança de voltar a se apaixonar por alguém que o fará esquecer tudo. Mas preste atenção: neste conto de fadas chamado vida, nenhum príncipe virá salvá-la. Nele, é você quem tem que se salvar.

Quando lancei este livro, há quase dois anos, eu estava bastante animada, mas sem muita expectativa, porque a vida me ensinou a ser prudente. Não era a primeira vez que uma psicóloga publicava um trabalho com base em sua experiência profissional, mas o inédito era fazer isso a partir de sua experiência de vida. Aqui eu me expus e fiz tudo como sempre faço, de coração. Não sei fazer diferente.

Abrir os olhos há alguns anos, aprender com o que vivi, me desconstruir, voltar a me encontrar e recuperar minha essência permitiu que eu me conectasse de verdade com aqueles que procuravam respostas para suas perguntas. Quem poderia imaginar uma coisa dessas?

Esses dois últimos anos foram incríveis. Milhares de pessoas leram este livro e publiquei outro, chamado *Tú eres tu lugar seguro* [Você é seu lugar seguro], no qual falo sobre curar feridas emocionais e a necessidade de aprimorar o relacionamento que temos com nós mesmos. Também cruzei meu país inteiro, a Espanha, visitei todo cantinho possível para ganhar abraços, receber amor e palavras de agradecimento dos meus leitores. Chorei e ri com as histórias que ouvi. Acho que criamos algo muito especial!

Estou contando isso porque precisava agradecer o carinho e o apoio que recebi. Entretanto, devo ser honesta e dizer que nem tudo foi bonito o tempo todo. Também voltei a me destruir por dentro e senti a vida pressionando meu peito. Era como se eu estivesse no meio do mar tentando nadar, mas, em vez de me manter na superfície, afundasse cada vez mais. Conheço muito bem a mente humana e sei que, certas vezes, conviver com ela pode ser um inferno. Demorei para me recuperar desse golpe, que me atingiu no melhor momento da minha trajetória profissional, mas lutar valeu muito a pena, porque hoje estou melhor do que nunca. Até sinto que pela primeira vez na vida sou feliz de verdade – o que, para mim, significa estar em paz comigo mesma.

O autodesenvolvimento dá muito trabalho e não é uma jornada linear. Vivemos altos e baixos, e eu realmente acho que o importante é aproveitar as fases boas e jamais se render às ruins. Confie em si e nunca desista.

Obrigada por não se render.

DÚVIDAS FREQUENTES

Quero compartilhar e já responder algumas perguntas que recebi sobre o conteúdo deste livro:

Quem não está vivendo um relacionamento amoroso pode ler este livro?

A resposta é um categórico "sim". Absolutamente tudo que você encontrará nestas páginas também pode ser aplicado a amizades ou a relações familiares ou profissionais, pois muitas dinâmicas e comportamentos são similares.

Pessoas que acabaram de terminar um relacionamento também devem ler?

Sim, este livro ajudará você a perceber tudo que havia de errado no relacionamento. Assim, nas suas relações futuras você poderá identificar os alertas (as famosas *red flags*), evitar repetir os mesmos erros e trabalhar as questões mais delicadas desde o início. Além disso, você encontrará informações sobre o luto (o fim do relacionamento) e exercícios para superá-lo.

Eu não estou em um relacionamento amoroso, mas gostaria de estar. Posso ler o livro assim mesmo?

Não se trata de poder ler ou não, mas de como a leitura lhe fará bem. Todo mundo carrega aquela mochila de mitos que menciono no prólogo porque praticamente todos crescemos em uma sociedade com crenças muito similares sobre o amor e os relacionamentos. Desconstruí-las antes de começar a se relacionar com alguém será ótimo para você.

O que pode acontecer se, durante a leitura, eu perceber que tenho um(a) parceiro(a) tóxico(a)?

Nada de pânico. Embora haja um espaço dedicado a essa questão no livro, quero adiantar que, nesses casos, é preciso impor limites pouco a pouco. Existem muitas maneiras de fazer isso. Sou partidária de começar pelo limite menos "agressivo", que seria conversar. Não é recomendável confrontar o outro diretamente, dizendo "Você é tóxico comigo". A melhor abordagem seria algo do tipo "Quando você faz isso, eu me sinto dessa maneira" e aí, sim, pedir a mudança desejada. No entanto, às vezes sem querer, nós é que temos comportamentos tóxicos, e isso nos leva à próxima pergunta.

E se, ao ler o livro, eu perceber que quem tem comportamentos tóxicos sou eu?

É possível que, ao longo da leitura, você se identifique com algumas *red flags*, mas, a princípio, isso não deve ser preocupante. Todos temos ou já tivemos comportamentos pouco saudáveis, mas nem por isso somos pessoas tóxicas ou más. As razões para esse tipo de conduta são:

- Alguém já agiu assim com a gente, e normalizamos a prática.
- Vimos alguém fazendo isso com outra pessoa e romantizamos.
- Não sabemos agir de outra maneira.

Eu sei como é ruim saber que magoei alguém. Já senti o gosto da impotência quando descobri que havia outra maneira de agir. Muitas vezes escutei uma voz na minha cabeça que dizia "Você poderia ter feito melhor". Porém o passado existe para nos lembrar de onde viemos, o que queremos manter em nossa vida e para onde não queremos mais voltar. Então não desperdice seu passado para se diminuir nem fique ruminando o que já fez de errado, pois você tem o presente para ser sua melhor versão e o futuro para ser uma pessoa ainda mais preparada.

Por isso, se você se identifica com os comportamentos tóxicos aqui descritos, agradeça por ter percebido o que quer melhorar e mude. Você já está consciente do potencial negativo desse jeito de agir e já fez sua autocrítica, então a parte mais difícil já passou. Agora é a hora de agir.

Posso ler este livro com meu parceiro ou minha parceira?

Claro! Sei que muitos leitores fazem isso e aproveitam a oportunidade para refletir sobre o que leram e tentar melhorar a relação. Vá em frente!

Eu vou gostar deste livro?

Com certeza. Agora chega de perguntas e vamos começar!

INTRODUÇÃO

Antes de começar a escrever este livro, me lembrei de todos os relacionamentos que vivi, pois queria compartilhar meu conhecimento profissional sem deixar de lado minha experiência pessoal.

Eu tive relacionamentos tóxicos e sofri dependência emocional. Durante muito tempo ignorei a voz na minha cabeça que dizia que as coisas não iam bem. A realidade é que eu não queria olhar para dentro de mim por medo do que poderia encontrar. Então fui calando aquela voz até que ela sumisse de vez.

Ao silenciá-la, alimentei outras vozes que pretendiam me anular. Eu me diminuí tanto que me transformei na minha pior inimiga. Enquanto me esforçava para preencher o coração dos meus namorados, o meu permanecia vazio. Se eu pudesse pedir a Dante que incluísse mais um círculo no inferno criado por ele, seria o do sofrimento psicológico.

No entanto, nosso instinto é forte e não se rende tão fácil. Um belo dia, aquela vozinha voltou e percebi que eu precisava fazer alguma coisa para mudar. Estava cansada de cair sempre nas mesmas armadilhas. Então, enquanto minha vida sofria um baque e eu me sentia no olho do furacão, reuni forças para começar meu trabalho de transformação pessoal.

A vida continuou me levando por diversos fracassos profissionais e pessoais, mas algo começava a mudar dentro de mim. Não queria mais me destruir nem me sabotar: tinha adquirido consciência.

Não me lembro quando exatamente a mudança aconteceu, mas acho que foi na época em que morei em Madri, cidade que me acolheu e me animou, mas que também me maltratou. Lá eu tanto sofri quanto aproveitei a vida. Lá conheci Alberto, meu atual parceiro, que me ajudou a entender que, apesar de ter me apaixonado muitas vezes antes, eu nunca tinha conhecido o amor.

Leitor, saiba que eu entendo você. Sei que, assim como aconteceu comigo, talvez lá no fundo você também guarde dúvidas que teme encarar. Talvez já suspeite de que as coisas não andam bem e que a dinâmica do seu relacionamento não é saudável. Pode ser até que você esteja querendo sair dessa situação, mas não saiba como. Você provavelmente está lendo este livro porque escuta aquela voz na sua cabeça e resolveu dar atenção a ela. Assim, espero que aprenda aqui o que eu adoraria ter aprendido naquela época.

Minha intenção é provocar reflexão. Não importa em que ponto você esteja, nunca é cedo ou tarde demais para começar. Estarei junto com você enquanto estiver se examinando, escutando a si mesmo, refletindo e encontrando as respostas que procura, sejam elas quais forem.

Se há alguns anos, quando tudo que eu tinha era um emprego precário (cujo salário terminava antes do fim do mês) e vários relacionamentos tóxicos nas costas, tivessem me dito que um dia eu estaria como estou agora, eu não teria acreditado. Aprendi na marra a ficar sozinha e a me valorizar. Me livrei de todas as pessoas que só estavam na minha vida para se aproveitar de mim. Pedi demissão do meu emprego e voltei à terra onde nasci com uma mala cheia de esperança. E resolvi, nesse recomeço, simplesmente confiar em mim e nas minhas capacidades, sem depender de nada nem de ninguém. Foi isso que fiz – morrendo de medo, mas fiz. Voltei a sofrer vários baques inesquecíveis, mas não desisti. Continuei em frente. Então chegou o dia em que o esforço começou a dar frutos e a vida passou a colocar no meu caminho pessoas em quem eu podia de fato confiar. A vida me mostrou sua outra face, e eu a aceitei.

A María que sou hoje não tem nada a ver com a María que fui um dia. Essa transformação me custou lágrimas incontáveis, grandes decepções e uma ansiedade com a qual ainda convivo. Sim, sofri, mas agora tenho tudo que sempre sonhei, e é impossível não olhar para trás e pensar que aquelas provações, de alguma maneira, valeram como aprendizado para impor limites. Às vezes ainda choro ao revisitar alguma lembrança, e nesses momentos me dou um abraço forte. As coisas mudam. Embora minha vida atual também não seja perfeita, continuo tendo ao meu lado os pilares mais importantes: meu companheiro e minha família, a quem dedico este livro. Obrigada por sempre estarem por perto! Vocês são meu refúgio, meu porto seguro e minha estabilidade emocional quando os fantasmas do passado vêm me visitar.

OBSERVAÇÕES IMPORTANTES

Sobre os acontecimentos relatados

Neste livro você encontrará relatos pessoais vividos pela autora, além de histórias baseadas em fatos da vida dos pacientes que ela acompanha. Nestes casos, a fim de resguardar a identidade e a intimidade dos envolvidos, foram feitas pequenas adaptações.

Algumas das situações descritas, como as conversas que simulam um aplicativo de bate-papo, são fictícias e pertencem ao projeto "Radiografías de conversaciones tóxicas por WhatsApp", da mesma autora. Essas conversas pretendem recriar situações que podem acontecer na vida real.

Todos os nomes utilizados são fictícios, e qualquer semelhança com a realidade é mera coincidência.

Sobre a gramática

Nos textos foi usado o masculino como forma genérica para facilitar a leitura, mas este livro é dedicado a todas as pessoas, sem distinção de gênero.

1

Relacionamentos tóxicos e dependência emocional

Antes de começar a abordar conceitos específicos dos relacionamentos amorosos, eu queria falar sobre como é importante criar vínculos saudáveis nas relações com os outros e consigo mesmo.

Enquanto crescemos, vamos descobrindo o mundo e aprendendo a nos relacionar com o que está a nossa volta. O que – e *como* – aprendemos determinará em grande parte nosso modo de processar as coisas, de estabelecer vínculos com as pessoas e de responder aos estímulos que nos rodeiam. Por isso, podemos dizer que nossa história pessoal define a maneira como nos relacionamos com os conflitos, com nós mesmos e com os demais.

Após ler este livro, você não será mais o mesmo

Uma das qualidades do nosso cérebro é sua plasticidade (ele é adaptável), e tudo, absolutamente tudo que acontece conosco, modifica a maneira como percebemos o mundo. O cérebro humano está sempre mudando e processando novas informações. Se eu lhe disser, por exemplo, que todo mês que começa em um domingo tem uma sexta-feira 13, essa será uma nova informação que seu cérebro vai processar e integrar ao que já tem armazenado, o que permitirá que você mude a maneira como enxerga as coisas. Por isso eu digo que, após ler este livro, você nunca mais será o mesmo.

A mesma coisa acontece nos relacionamentos. Tudo o que aprendemos ao longo da vida, consciente ou inconscientemente, muda nossa maneira de vivenciar essas relações, inclusive quando os aprendizados se dão dentro das relações em si. O ser humano é como uma esponja: absorve comportamentos, palavras, imagens, maneiras de pensar, atitudes. Aprende até o que não deseja.

Essas vivências podem se tornar verdadeiros dramas (vivências de alta intensidade emocional que condicionam de maneira negativa a vida da pessoa e ficam gravadas na mente para sempre). Seja nas relações com os pais, os amigos ou um parceiro, qualquer experiência que imponha um sofrimento emocional ou físico é considerada traumática porque afeta a parte íntima e afetiva das pessoas. Esses tipos de trauma serão os que, mais à frente, poderão condicionar o tipo de vínculo em um relacionamento, que poderá ou não ser tóxico.

Um **vínculo tóxico** é aquele que gera mal-estar. O próprio nome o define: "tóxico." Algo tóxico é ruim ou nos causa dano.

Dependendo do passado dos integrantes do relacionamento e da interação de seus aprendizados, a causa do vínculo tóxico pode ser uma coisa ou outra. Após ter visto e vivido muitos relacionamentos tóxicos, posso afirmar que eles são apenas isto: vínculos que se refletem em comportamentos. Portanto, <u>não há pessoas tóxicas. Há pessoas cuja história de vida propicia a manifestação de comportamentos tóxicos.</u>

Insisto nisso porque considero que tachar alguém como "tóxico" não apenas lhe tira a possibilidade de mudar seu modo de entender o mundo e seus comportamentos como também lhe confere, indiretamente, o rótulo de pessoa má, algo que, pelo menos do ponto da vista da psicologia, não existe. Não constam no DSM (Manual Diagnóstico e Estatístico de Transtornos Mentais, muito usado por psicólogos e psiquiatras) "pessoa má" ou "pessoa boa". A psicologia é uma ciência, e é melhor deixar essa história de ser bom ou mau para a consciência de cada um.

Quando falamos de **dependência emocional**, estamos nos referindo à necessidade afetiva e ao vínculo emocional envolvidos na incapacidade de sair de um relacionamento que gera sofrimento. Até existem momentos de lucidez, quando a pessoa que sofre enxerga claramente que deveria terminar e se afastar, mas o medo a paralisa.

Por outro lado, temos o conceito de **codependência**, observada nas pessoas que, em um relacionamento tóxico e dependente, têm a necessidade imperiosa de agradar o outro, motivadas de maneira inconsciente pelo medo do abandono ("Se eu der o melhor de mim, cuidar do meu parceiro e agradá-lo, ele nunca irá me deixar"). Essas pessoas costumam escolher como companheiros indivíduos com problemas (transtornos mentais, problemas físicos ou vícios em substâncias ou jogos) ou frágeis em algum sentido. Isso pode acontecer, por exemplo, quando a pessoa codependente escuta o companheiro relatar um sofrimento da infância ou de seus relacionamentos românticos anteriores e começa a pôr em ação estratégias de atenção constantes dirigidas ao parceiro. Essas pessoas costumam ser muito resilientes e tendem a assumir os problemas dos outros como seus, muitas vezes superprotegendo o companheiro e negligenciando suas próprias necessidades.

Também devemos levar em consideração o conceito de violência doméstica. Segundo a Organização das Nações Unidas (ONU), trata-se de "um padrão de conduta empregado em qualquer relacionamento para se obter ou manter o controle sobre o(a) companheiro(a). Constitui violência doméstica todo ato físico, sexual, emocional, econômico ou psicológico que influa sobre a outra pessoa, bem como toda ameaça de cometer tais atos". Ou seja, incluem-se nessas categorias os relacionamentos nos quais uma das partes exerça controle sobre a outra – dito de outra forma, os relacionamentos em que se pode identificar a parte agressora (dominante) e a parte vítima (submissa).

Por fim, também podemos falar de **personalidade dependente**, formada por um conjunto de características próprias de pessoas com tendência a criar vínculos dependentes. Elas costumam se relacionar com os demais (amigos, familiares e companheiros) de maneira um tanto obsessiva, e isso pode provocar relacionamentos tóxicos. No entanto, ter uma personalidade dependente nem sempre implica ter um relacionamento de dependência emocional. É possível ter uma personalidade dependente e, ao mesmo tempo, viver um relacionamento saudável em que os dois saciem, de maneira satisfatória, suas necessidades emocionais. Isso é facilitado especialmente nos casos em que houver um trabalho de desenvolvimento pessoal para ajudar quem tem esse tipo de personalidade a entender de onde vem sua maneira de se relacionar e a tentar alcançar sua "independência" emocional.

Nem preciso dizer que qualquer um desses quatro conceitos destacados implica mal-estar emocional, mas também sabemos que nem tudo já começa mal. Às vezes, histórias aparentemente saudáveis podem evoluir com facilidade para relações tóxicas e dependentes.

Vamos analisar as fases de um relacionamento para perceber em que ponto esses problemas podem começar a aparecer.

2

Fases do amor

1. Atração

Imagine uma situação em que você conhece alguém de maneira inesperada. O amigo de um amigo, a menina que você observa de longe há meses, seu crush do colégio ou alguém com quem você simplesmente deu match em um aplicativo.

Você quer muito sair com essa pessoa. Muito mesmo. Todo dia fica imaginando como seria estar com ela, passar momentos agradáveis juntos e ter relações sexuais. Depois de um tempo, mesmo que já tenham se encontrado várias vezes, você continua fantasiando. Fica até com um sorriso bobo enquanto conversam por mensagens. É como se você tivesse sido enfeitiçado.

2. Paixão/Lua de mel

É a fase em que os mitos do amor romântico, aquelas normas não escritas sobre o amor, aparecem para ficar.

Após se conhecerem um pouco mais ao longo de alguns encontros e de trocarem mensagens até de madrugada, você percebe que se envolveu bastante. E se sente tão apaixonado que acredita que essa pessoa é o amor da sua vida. Tudo é lindo e você não enxerga nenhum defeito nela (e, se enxerga, ainda acha fofo). Por que você não a conheceu antes? Onde ela estava esse tempo todo?

Vou lhe contar uma coisa: essa fase não é eterna nem deve ser. Segundo estudos, ela dura de três a quatro anos (embora eu conheça casos que duraram poucos meses). Chamo essa fase de "loucura transitória", pois, durante esse processo, nosso corpo segrega um coquetel de substâncias muito legal que nos faz ver e sentir coisas que na verdade não existem. Esse "barato" não pode durar para sempre porque o corpo, na verdade, está gerando estresse (vamos chamá-lo de **eustresse**, o estresse positivo, que nos faz sentir aquele friozinho na barriga). Mais à frente vou explicar como isso funciona em termos bioquímicos. Por enquanto, basta dizer que, embora algumas pessoas façam de tudo para que seus relacionamentos permaneçam sempre na fase da lua de mel, isso é impossível. Se todos continuassem apaixonados *ad aeternum*, o mundo seria um caos. Provavelmente, após certo tempo os pombinhos ficariam doentes, porque, para o nosso corpo, a paixão é um estado de caos. Por isso, a natureza (que é sábia) pouco a pouco vai nos conduzindo a uma condição de estabilidade.

3. Decepção ou desencanto

É aqui que tiramos os óculos da paixão e percebemos a cegueira que aquele coquetel de substâncias nos causava.

Eu tinha uma amiga que, sem saber dessas etapas, dizia passar por uma "maldição dos três anos" em todo relacionamento. Ela a definia como uma crise conjugal que surgia quando era preciso decidir se seguiriam juntos ou não. Espero que ela leia este livro para entender que o que acontecia com seus relacionamentos não era uma maldição, mas sim o final da fase da paixão e o início da fase da decepção.

"Por que essa pessoa não tem mais vontade de dormir comigo? Será que não gosta mais de mim?", você se pergunta repetidas vezes nessa fase. Também pode acontecer de as suas conversas não serem mais tão profundas, de os encontros ficarem raros ou de você começar a enxergar coisas no comportamento do outro que não lhe agradem mais.

O tempo passa. Quando comparamos as pequenas crises com os clichês ou mitos do amor romântico que antes aceitávamos sem pestanejar, vêm as primeiras decepções.

Em qualquer relacionamento, mesmo sem saber se será saudável no futuro, é nesse momento que começamos a conhecer os defeitos reais do outro e que começamos a fazer e a receber pedidos de mudança. E é aí que mora o perigo, porque, dependendo de como essa crise for administrada, o casal conseguirá construir um relacionamento saudável ou não. Se os conflitos que aparecerem forem enfrentados de maneira funcional e adaptativa, um vínculo saudável começa então a ser construído.

Nesta fase, o casal passa pelo conhecido período de "acoplamento", que consiste em se conhecer e "se moldar" um ao outro. Moldar-se não é sinônimo de se conformar ou perder a identidade, mas sim de observar aspectos do relacionamento que não nos agradam, expô-los ao outro, solicitar mudanças e/ou possíveis soluções que sejam boas para ambos e trabalhar para mudar.

Assim, é hora de trabalhar. Mas lembre-se: **relacionamentos exigem esforço, não sacrifício**.

4. Amor real/Amor maduro/Relacionamento estável

Estes deveriam ser os objetivos de todos os relacionamentos. O mais surpreendente, porém, é que esta fase, caracterizada por uma sensação de tranquilidade e estabilidade, costuma ser encarada por muita gente como uma etapa tediosa do relacionamento, na qual não há amor. Isso não poderia estar mais distante da realidade. Existe amor, sim, mas ele é vivido de maneira diferente.

Nesta fase, podemos dizer que você superou a paixão e já é capaz de sentir amor, um sentimento muito mais complexo. Agora é construído um compromisso verdadeiro e são tomadas as decisões mais profundas e racionais. O casal se enxerga como um porto seguro onde predominam a comunicação, o diálogo e a negociação.

É exatamente assim.

Pode parecer uma explicação meio morna, ou que o amor não é lá muito interessante. Mas meu trabalho consiste em compreender o processo que existe por trás dos relacionamentos para desvendar por que as coisas são como são. Ou por que meus pacientes sentem o que sentem ou pensam o que pensam.

Então, embora seja verdade que eu seja uma apaixonada pela paixão, como tantas pessoas deste planeta, também é verdade que eu amo o amor. E acredito que **a paixão não pode ser eterna, mas o amor, sim**.

3

Mitos do amor romântico

Como eu dizia, na fase da paixão emerge uma parte do inconsciente coletivo que também marca nossa aprendizagem e a vivência dos relacionamentos amorosos: os mitos do amor romântico.

Esses mitos são uma construção simplificada da realidade dos relacionamentos e têm a capacidade de influenciar nosso comportamento. São eles que nutrem os relacionamentos tóxicos e dependentes. Eles também são a seiva de outras relações que, embora mantenham vínculos funcionais, estão igualmente destinadas à frustração, à insatisfação e ao fracasso.

Se você já os identificou escondidos em sua concepção de relacionamento ideal, saiba que isso não é só coisa sua. Nossa sociedade é o ambiente perfeito para alimentarmos falsas crenças sobre o amor, as quais, de forma irremediável, condicionam nosso comportamento. Nós aprendemos que os relacionamentos devem ser regidos por si mesmos.

Existem muitas crenças irracionais sobre o amor e sobre como deve ser um relacionamento amoroso. Algumas você será capaz de conhecer e identificar facilmente, outras não. É que muitos mitos do amor romântico costumam atuar de maneira inconsciente sobre as pessoas. Por isso, embora você possa considerar óbvias algumas das minhas falas a seguir, elas se referem a crenças vivas, latentes e que exercem uma forte influência sobre a ideia que você nutre sobre o amor e os relacionamentos em geral.

1. O sexo sempre será muito apaixonado; se não for é porque o relacionamento acabou

Como vimos, a paixão entre duas pessoas tende a arrefecer com o tempo. A explicação é simples e se resume a uma palavra: costume. Lembre-se de que o corpo não pode permanecer na fase da paixão para sempre.

Nós nos acostumamos com as coisas que vemos e fazemos constantemente, e o mesmo acontece nos relacionamentos.

A chave para evitar cair na rotina é inovar nas relações sexuais, tentando novas experiências que ajudem a reviver a chama que se apaga com o tempo. Em certos casos, fazer terapia pode ser uma boa solução, pois, além da psicoeducação sobre sexualidade e relacionamentos, vocês aprenderão exercícios para fazer sozinhos e em casal com o objetivo de trabalhar o desejo.

2. Se quem está comigo me ama, vai me aceitar como sou sem pedir que eu mude

Quando conhecemos uma pessoa e nos apaixonamos, tudo parece perfeito. Nós idealizamos o outro e perdemos a consciência de que somos humanos e de que os humanos se caracterizam por serem imperfeitos. É com o tempo que o casal enfrenta a rotina e as diversas situações que a vida coloca em seu caminho.

Todos temos pontos de vista divergentes, opiniões diversas e modos distintos de reagir, marcados sobretudo pelas experiências e pelas histórias de vida de cada um. Por isso, devemos levar em consideração que somos, fundamentalmente, diferentes uns dos outros (e que isso, por outro lado, é o que nos torna especiais).

Você pode ter certas afinidades com seu companheiro, mas isso não quer dizer que sejam iguais em tudo. É sobre as diferenças existentes que vocês devem negociar e chegar a acordos bons para os dois. É importante destacar que, com isso, **não se pretende mudar a pessoa, mas sim as condutas dela em relação ao outro**. Insisto nisso pois costumo ouvir sempre a mesma história de muitos casais que atendo no consultório: "Eu sou assim. Se ele gostar, ótimo. Se não, já está avisado."

Essa frase é totalmente inadequada no âmbito de um relacionamento. No período de acoplamento, é necessário alterar comportamentos que atrapalhem o funcionamento de uma relação. No entanto, mudar comportamentos não é o mesmo que mudar uma maneira de ser, e algumas pessoas não entendem isso por não serem capazes de distinguir a pessoa daquilo que ela faz. Se esse for o caso de seu parceiro, recomendo que você lhe explique que a psicologia categoriza sintomas, ou seja, divide as reações das pessoas em até quatro tipos de resposta:

- **Resposta comportamental:** os comportamentos. Por exemplo: ir à academia, ler um livro, conversar com seu par, limpar a casa, cozinhar, etc.
- **Resposta cognitiva:** os pensamentos. Por exemplo: não parar de pensar em um problema ("E se tudo der errado?").
- **Resposta emocional:** as emoções. Por exemplo: felicidade, tristeza, ciúme, ansiedade, medo, etc.
- **Resposta fisiológica:** o que acontece dentro do seu corpo, os sintomas físicos. Por exemplo: dor de cabeça, insônia, pressão no peito, etc.

E nenhuma, absolutamente nenhuma reação define uma pessoa. Isso porque as reações são voláteis: hoje são umas, amanhã podem ser outras. Já a pessoa, seus valores, sua essência, são imutáveis. Podemos nos equivocar com as reações que temos; com o que somos, não.

3. Quem está comigo me conhece, então deveria saber o que penso, o que sinto e do que preciso

Amar não significa ser capaz de adivinhar o que a outra pessoa quer. Uma parte fundamental do relacionamento é a comunicação. Comunicar pensamentos, sentimentos e necessidades é primordial para que seu par possa agir conforme o esperado.

É um erro querer que o outro adivinhe essas coisas, porque ele pode se equivocar. E, nesse caso, é muito provável que surja um sentimento de frustração para ambas as partes – aquela que não foi capaz de adivinhar e a que não teve seu pensamento adivinhado.

Na internet, vi muitas vezes uma frase muito famosa (supostamente de Frida Kahlo) que eu mesma resolvi corrigir. Era mais ou menos assim:

Se eu preciso te pedir, ~~não quero mais.~~

Vou te pedir porque você não é capaz de ler meus pensamentos, e a comunicação é a única ferramenta que me permite expressar o que penso.

4. Se meu companheiro me ama, nunca ficará irritado comigo

Nós não escolhemos quando vamos nos irritar ou quando sentiremos qualquer outra emoção, mas podemos administrar como reagiremos às emoções e às chateações para nos comunicar com os outros de maneira adequada.

Em um relacionamento, é normal e necessário se chatear e ter conflitos, desde que não sejam brigas. Para mim, são dois conceitos bem diferentes. As brigas são conflitos fora de controle. Os conflitos, por sua vez, são oportunidades de se comunicar, de expressar opiniões, de escutar quem está do nosso lado e de chegar a acordos (caso a ocasião exija). Assim, **não é ruim entrar em conflito com algo ou alguém, o ruim é não saber lidar com essa situação**.

Existem três estilos de comunicação: **passiva**, **agressiva** e **assertiva**.

Para resolver conflitos, recomendo o uso do estilo assertivo. Vejamos exemplos para entendermos como um conflito seria resolvido com cada um deles:

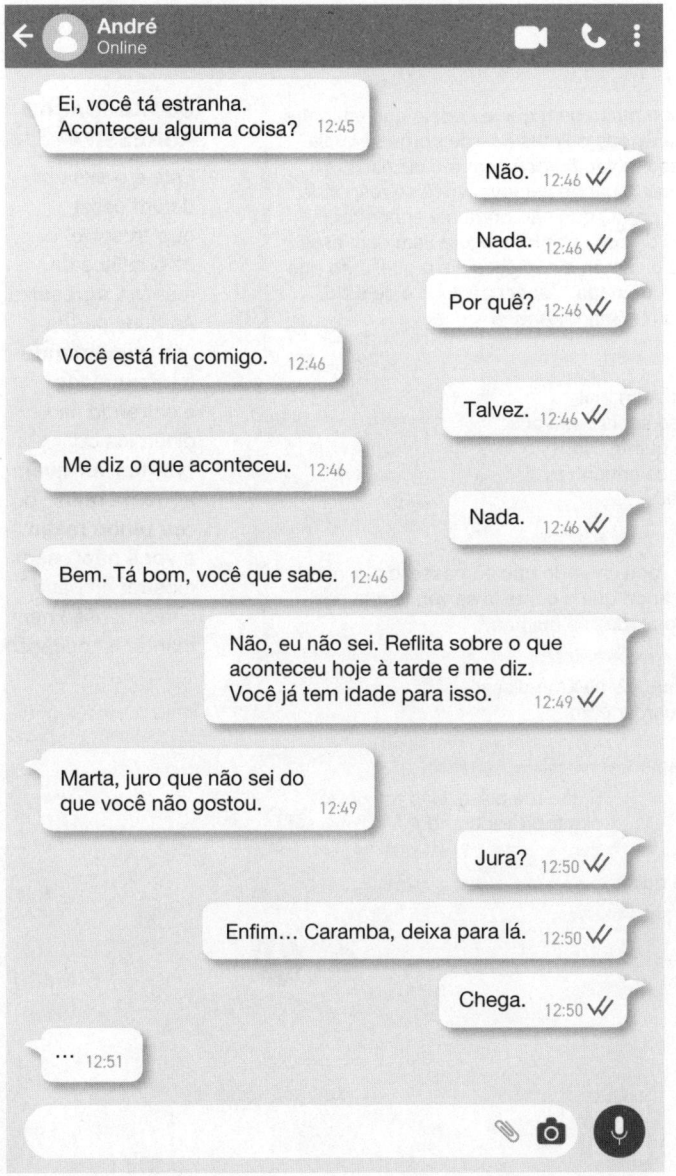

COMUNICAÇÃO PASSIVA

Este é um exemplo de um casal que "resolve" os conflitos de maneira **passiva**, ou seja, esperando que o outro **"adivinhe"** o que está acontecendo.

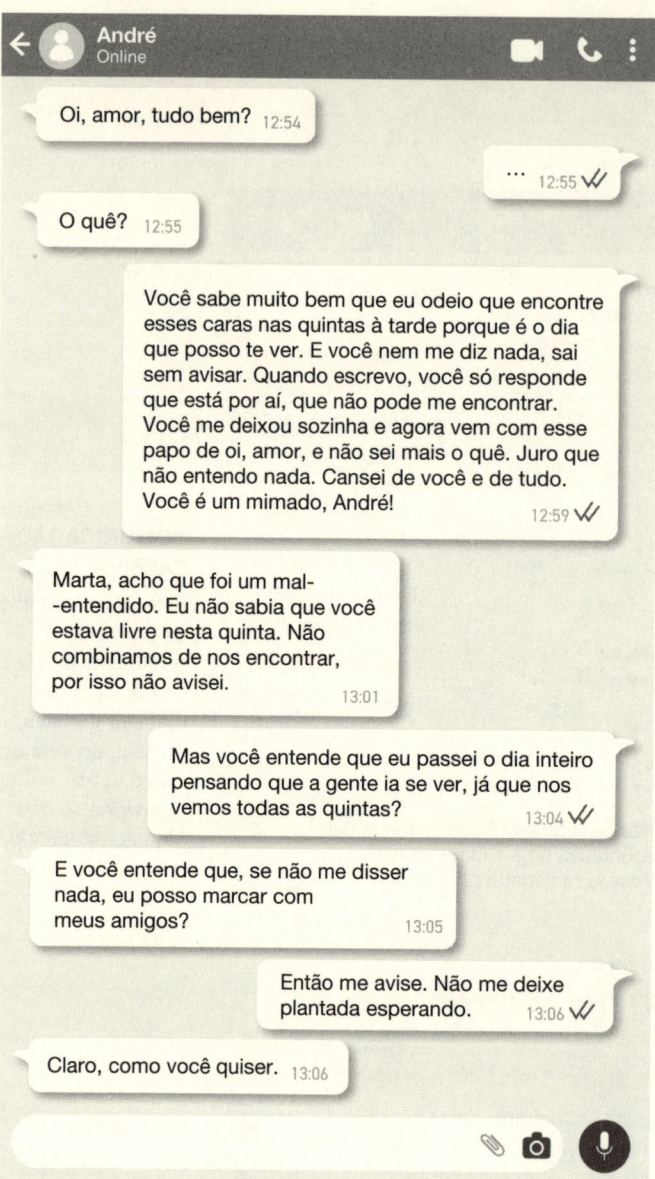

COMUNICAÇÃO AGRESSIVA

Este é o exemplo de um casal que "resolve" os conflitos de maneira **agressiva**. As duas partes vão **aumentando a intensidade** e entrando na dinâmica do **"vamos ver quem aguenta mais"** ou **"eu tenho razão e você não"**, sem mostrar empatia, compreensão nem manter a educação.

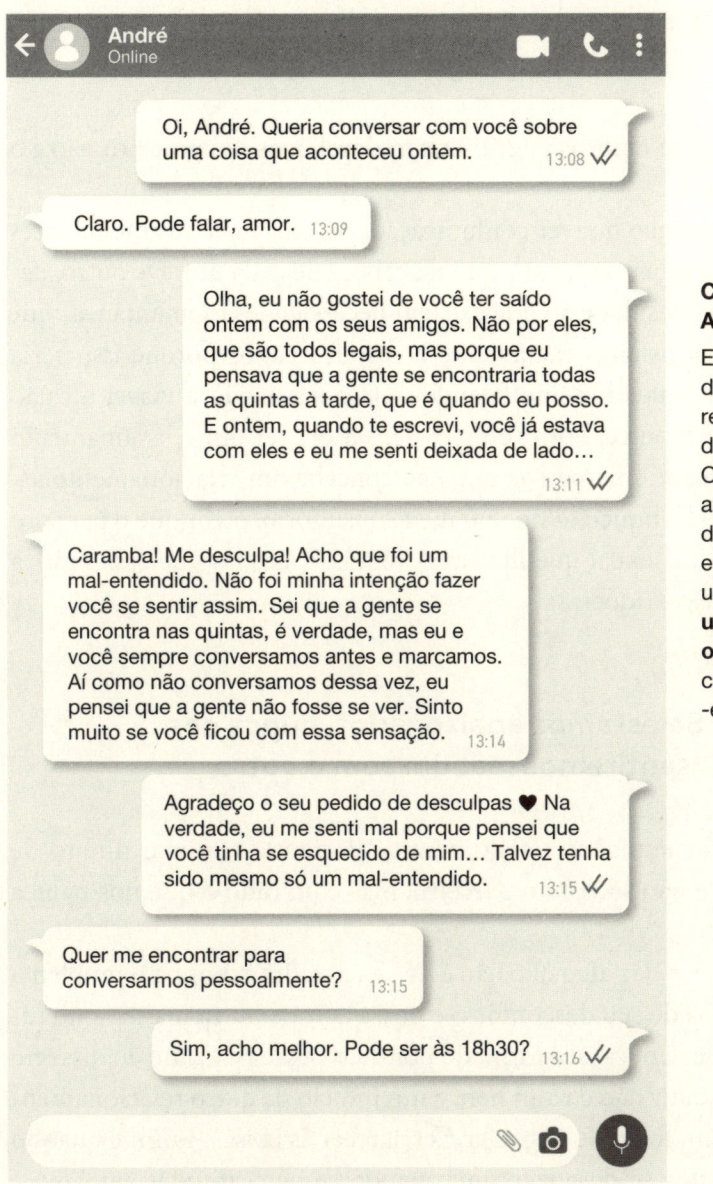

COMUNICAÇÃO ASSERTIVA

Este é o exemplo de um casal que resolve os conflitos de maneira **assertiva**. Os dois mantêm a **educação**, demonstram **empatia** e entendimento um pelo outro e **se unem para resolver o problema**. Neste caso, um mal-entendido.

    Esses exemplos falam por si sós. Imagino que você concorde comigo e pense que o estilo assertivo é o mais agradável e conciliador.

5. Se a pessoa me ama de verdade, deveria me agradar sempre

Um relacionamento amoroso deve ser agradável, mas seu parceiro não é o gênio da lâmpada.

De um lado, se não houver comunicação, por mais que se amem, vocês não conseguirão saber o que se passa na cabeça de cada um. De outro, devemos levar em consideração que existem necessidades momentâneas que não podem ser satisfeitas exatamente como desejamos porque isso seria impossível, seja materialmente falando, seja porque não é viável ou não faz sentido para o outro. Por exemplo: pensar em ter um relacionamento aberto estando com uma pessoa que não concebe um relacionamento assim, ou, como vi há pouco tempo no meu consultório, pedir que o parceiro aceite uma prática sexual que lhe causa repulsa (mesmo que essa prática seja considerada corriqueira).

6. Se estamos apaixonados, nunca nos sentiremos mal um com o outro

Todos nós temos emoções e sentimentos. Portanto, temos o direito de nos sentir mal, e não só com o parceiro, mas com tudo o que nos pareça inadequado.

Se o seu parceiro faz algo que não é do seu agrado, exponha o problema para que ele saiba de seu desconforto e possa agir de outra maneira no futuro. E vice-versa. Um casal é formado por duas pessoas. Como eu disse no quarto mito, discutir não é ruim nem é um indício de que o relacionamento anda mal, é um meio de negociar e esclarecer as coisas. Ruim é quando os relacionamentos se desgovernam, quando surgem atitudes agressivas, quando um dos parceiros começa a ditar regras ou quando problemas já resolvidos se repetem ou são jogados na cara um do outro.

7. Estar apaixonado significa querer estar juntos o tempo todo

Passar 24 horas por dia juntos, sem respeitar o espaço individual, não é saudável.

É ótimo querer estar com seu companheiro e querer vê-lo o tempo todo, mas, cuidado! Passar muito tempo juntos pode levar a discussões por motivos insignificantes. Foi justamente isso que aconteceu com muitos casais durante o confinamento da pandemia de covid-19.

Sentir falta um do outro e se reencontrar (não necessariamente depois de muito tempo) também é bonito. Além disso, todos temos nossas obrigações. **O fato de seu parceiro não querer estar ao seu lado o tempo todo não significa que ele não ama você; significa que, além de amar você, ele cumpre com suas responsabilidades com o trabalho, a família e os amigos.** Tudo isso também é parte integrante da vida de uma pessoa.

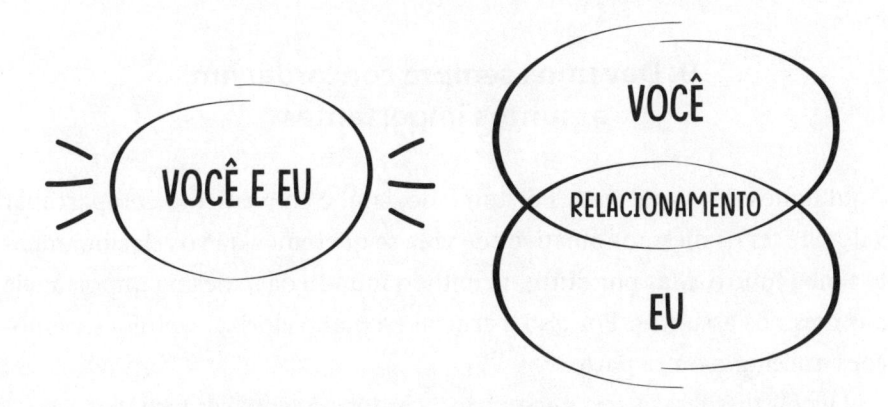

VOCÊ E EU ≠ VOCÊ / RELACIONAMENTO / EU

Por outro lado, observei que os mitos evoluem e abrem caminho para novos mitos. Com isso, percebi que os jovens **estão começando a normalizar uma atitude individualista nos relacionamentos amorosos**. É assim: "Somos namorados, mas tenho minha vida independente: encontro meus amigos todo fim de semana, pratico esporte, estudo ou trabalho, tenho meus hobbies, e quando aparece um tempo livre é que encontro meu companheiro." Isso é o mesmo que dizer "tenho alguém, mas só para quando sobra um tempo." Vamos combinar, um relacionamento é só um complemento na vida de uma pessoa? É aceitável fazer tudo isso que mencionei, mas, se você tem um companheiro, deve lhe dedicar um tempo. Se esse for o seu caso, lembre-se de que **você tem uma responsabilidade afetiva com seu parceiro, à qual deve honrar**. Mais à frente, falarei sobre esse conceito.

8. Sempre teremos os mesmos interesses, objetivos de vida e valores

Todos passamos por diversas situações ao longo da vida que nos obrigam a adquirir conhecimentos e experiência. Elas influenciam cada um de nós, e não podemos evitá-las. Todo mundo muda e, consequentemente, os relacionamentos evoluem. Negar isso seria como dizer que a água é sempre líquida mesmo sabendo que ela também pode ser sólida ou gasosa, dependendo do contexto.

9. Devemos sempre concordar em assuntos importantes

Aqui temos duas questões. Por um lado, sim, é conveniente compartilhar valores e ter os mesmos objetivos de vida se queremos que o relacionamento tenha futuro. Mas por outro, nem todo mundo dá a mesma importância aos mesmos assuntos. Por isso é crucial escutar, valorizar opiniões e emoções e aceitar a outra parte.

Depois disso, caso seja necessário, acordos poderão ser fechados.

10. Se eu sinto atração por outra pessoa, é porque o amor acabou

Isso é completamente irreal. Gostar da aparência de uma pessoa, seja ela real ou fictícia, ou sentir-se atraído por ela não significa que você é infiel ou que deixou de amar seu companheiro. E aqui temos um dilema: algumas pessoas, em pleno século XXI, continuam confundindo atração, um processo fisiológico, com infidelidade, uma construção social, ou com ausência de amor, um sentimento elaborado.

É normal sentir amor por uma pessoa e atração por outra, pois as partes do cérebro que se encarregam de processar o amor e a atração são diferentes.

Há algum tempo, falei sobre este tema no meu perfil do Instagram (@maria_esclapez) e recebi algumas perguntas. Vou resumir o que expliquei.

Quando uma pessoa se sente atraída por outra, geralmente ela começa a ter fantasias sexuais e imagina encontros com aquele que a atrai. Essas fantasias nada mais são do que fenômenos cognitivos (lembre-se das quatro categorias de reações estabelecidas por nós, psicólogos), e isso quer dizer que se trata de algo que não precisa sair da nossa mente, e que não tem nada a ver com nossa conduta. E atenção: também não precisamos compartilhar tais fantasias com a pessoa com a qual estamos nos relacionando. Em nossa mente, somos livres.

Já me perguntaram se existe uma maneira de lidar com a atração por uma pessoa estando apaixonada por outra sem cometer uma infidelidade, e a resposta é sim. Você pode canalizar o desejo gerado se masturbando ou mantendo relações sexuais com seu parceiro. Quando eu disse isso, a coisa pegou fogo! Masturbar-se pensando em outro tudo bem, mas como não me sentir mal se meu companheiro pensar em outra pessoa durante o sexo? Bom, eu me pergunto: como você sabe no que o outro está pensando? O único jeito de saber, pelo menos até agora, é se o outro lhe disser, mas por que ele faria isso? Acreditar que é obrigatório dizer tudo o que pensamos não seria limitar a liberdade de pensamento? Não acabaríamos caindo no "sincericídio" – adiante vou entrar em detalhes usando esse termo –, nesse caso, machucando o outro de forma deliberada, com informação desnecessária?

Meus seguidores também comentaram sobre a possibilidade de se sentirem culpados por pensar em outra pessoa enquanto estão em um momento íntimo com seu par. Querem saber? Os pensamentos são apenas isso, pensamentos. **Sua cabeça não sabe se o que pensa é bom ou ruim; a conotação ou carga moral é imposta por você**. E saber disso, querido leitor, é subir um degrau na escala de inteligência sexual.

Vou insistir que **ter fantasias sexuais não tem nada a ver com concreti-**

zá-las. E mais: tem gente que fantasia sozinha e somente isso basta, pois só de pensar em realizar essas fantasias na vida real já perde a vontade (o que não quer dizer que deixe de imaginá-las). Então há uma grande diferença entre o que pensamos e o que fazemos.

Também existem os que acreditam que nutrir fantasias com alguém que conhecemos torna mais provável uma "pulada de cerca" do que imaginá-las com um famoso, mas isso só seria verdade se fôssemos meros robôs, o que não é o caso. E quando acontece uma infidelidade, a explicação está, entre outras coisas, no fato de a pessoa carecer de autocontrole naquele momento.

É claro que saciar a atração com o objeto do nosso desejo não é boa ideia (pelo menos quando se está em um relacionamento fechado, em que se pressupõem acordos de exclusividade). Por isso, não contemplo essa possibilidade.

11. O príncipe encantado existe

Vou deixar aqui um trecho de um artigo que escrevi há algum tempo para o aplicativo Badoo, rede de encontros mundialmente conhecida. Nele resumo o que significa manter esse mito vivo na mente:

> "A metade da laranja, o príncipe encantado... Quem nunca ouviu falar nesses mitos? Hoje eu não dou a mínima para eles, mas já acreditei, e acreditei piamente, pois ninguém me contou que não existia um príncipe encantado me esperando por aí, pronto para me resgatar de todos os problemas. Ninguém me disse que a vida não é um filme no qual a mocinha conhece o mocinho, ele diz tudo que ela quer escutar e, em um passe de mágica, após uma série de desventuras, ela descobre que ele é o amor da sua vida e que tal sentimento é correspondido. Ninguém questionou nem desconstruiu a ideia do amor romântico, muito pelo contrário! Ele estava em todos os filmes, séries e livros como o exemplo de relacionamento perfeito e ideal. Mas coitado de quem quisesse transformar esse ideal em realidade! Assim como aconteceu comigo, a dependência emocional acabaria batendo em sua porta.
>
> Influenciada por todas as mentiras nas quais cresci acreditando,

entrei no mundo dos relacionamentos amorosos. Eu queria ser uma pessoa perfeita, desejosa de encontrar outra pessoa perfeita e de que tudo fosse perfeito. Expectativas altas? Não, era o que eu via ao meu redor, era o normal. Pressão? Um pouco, devo confessar. Cada encontro era O ENCONTRO. Sentia que não havia espaço para o fracasso (...), eu precisava encontrar aquela pessoa única e maravilhosa, aquele príncipe encantado inexistente que decifraria meus pensamentos e faria, em cada momento, o que eu esperava que ele fizesse. Evidentemente, por conta disso, tudo sempre acabava mal."

A verdade é que o príncipe encantado, também conhecido como "a pessoa perfeita", de qualquer sexo ou gênero, não existe. Todos têm seus defeitos e virtudes. E, sinto muito, mas **ninguém virá te salvar de seu mal-estar emocional**, assim como ninguém veio salvar a mim ou a mais ninguém neste mundo.

12. Todos precisamos encontrar a nossa outra metade; caso contrário, a vida estará incompleta

Compartilhar a vida com outra pessoa é incrível e pode ser muito enriquecedor, mas essa decisão não deve ser tomada levando em conta a "necessidade". **Nós já somos seres completos**.

13. Se o outro sente ciúme é porque me ama ou se importa comigo

Vou falar sobre isso em outro capítulo, mas já adianto que ciúme não é amor, e sim um reflexo de medos e inseguranças.

Uma pessoa pode ter muita consideração por outra (por exemplo, importar-se com ela), amar e também sentir ciúme, mas **sentir ciúme não é um sinal de que existe amor**.

14. O amor aguenta tudo

O amor é necessário em um relacionamento, mas não é suficiente. Precisamos de outras ferramentas para manter um relacionamento ao longo do tempo: capacidade de comunicação, empatia, resolução de problemas, gestão de emoções, etc.

Imagine um relacionamento em que haja falta de respeito, disputas, falta de comunicação e pouco tempo passado juntos. O casal pode jurar que existe amor, mas sem dúvida o amor que eles sentem não é suficiente para que o relacionamento funcione.

15. Os opostos se atraem

Bom, nem preciso dizer que não somos ímãs, e sim pessoas, mas ainda assim reforço que esse mito é falso e verdadeiro ao mesmo tempo.

A priori, a ideia de estar com alguém muito diferente pode até soar boa, porque tudo indica que aquela pessoa "nos complementa". Então, sim, costumamos nos sentir atraídos por aqueles que possuem as características pessoais que não temos, e isso é uma estratégia para nos complementar e criar um equilíbrio. Por exemplo: "Já que sou insegura, procuro pessoas que parecem muito seguras de si para me apoiar nelas."

Isso é uma armadilha que vai acabar se refletindo em um desequilíbrio de papéis marcado por dominação (pessoa segura) e submissão (pessoa insegura). Com o passar do tempo, **caso essas diferenças se mantenham, o relacionamento pode se transformar em uma fonte de sofrimento**.

Por outro lado, é verdade que podem existir diferenças quanto a gostos, mas a maior parte dos relacionamentos tóxicos não são tóxicos porque um gosta de rosa e o outro de verde, mas porque as pessoas envolvidas são polos opostos na forma de se relacionar na esfera mais íntima e na maneira de enfrentar os aspectos mais emocionais do relacionamento.

"E então o leão se apaixonou pelo cordeiro...", escreveu Stephenie Meyer em sua obra *Crepúsculo*.

Eu já acreditei nisso. Hoje sinto vergonha de lembrar quem fui aos 16 anos lendo isso, me imaginando como o "cordeiro", pensando como seria lindo ser acompanhada por um "leão" em um relacionamento hipotético.

16. O amor é eterno

Não existem garantias de que um relacionamento vai durar para sempre. Uma aliança ou um casamento também não garantem nada. Às vezes, os relacionamentos terminam, outras vezes seguem em frente. Tudo depende de como a relação é administrada. **A confiança na duração de um relacionamento é praticamente um ato de fé**. Se pensamos muito em arrancar "demonstrações" para termos certeza de que o amor é para sempre, não estamos apenas desperdiçando energia, mas também entrando em um círculo vicioso muito difícil de ser rompido.

VAMOS COMPARAR COM UMA PLANTA

Algumas plantas podem durar muito tempo, outras não. Tudo depende dos cuidados que lhes oferecemos no dia a dia. Se cuidarmos de uma planta com muito zelo, se prestarmos atenção nas adversidades que podem surgir (clima ruim, pragas, etc.) e tentarmos resolvê-las, é mais provável que ela sobreviva e dure mais. Por outro lado, se só a regamos de vez em quando, o mais provável é que ela murche logo, ainda que nosso desejo seja de que ela dure para sempre. E pode até acontecer de a planta secar mesmo que a gente cuide muito bem dela, porque há eventos que fogem do nosso controle. Por isso, nada garante o sucesso, mas é certo que quanto mais nos empenhamos para cuidar da planta de maneira adequada, maiores são suas chances de sobrevivência.

17. O amor é "dois em um"

O amor não pode ser "dois em um" (duas pessoas em uma, modelos de "inclusão" ou de "fusão utópica"), pois cada indivíduo tem sua identidade, seus pensamentos, suas emoções, suas condutas e seu modo de enxergar as coisas. Não podemos nem devemos "nos fundir" com nosso par, por mais que a gente queira. Podemos amá-lo muito, mas nos mimetizar com ele pode ser arriscado, pois corremos o risco de perder a identidade e o que nos torna únicos. Por isso, o modelo que deve definir nossos relacionamentos é o da independência.

TIPOS DE RELACIONAMENTO AMOROSO

♡ **DE INCLUSÃO**
Um dos dois é dependente do outro, não existe espaço próprio.

♡ **DE FUSÃO UTÓPICA**
Típico da paixão. Tudo é compartilhado, não existe espaço próprio.

♡ **DE INTERDEPENDÊNCIA**
Algumas coisas são compartilhadas, mas existe espaço próprio.

♡ **DE SEPARAÇÃO TOTAL**
Nada é compartilhado.

No meu primeiro relacionamento, idealizei tanto meu companheiro que quase me transformei nele. Sinto vergonha ao reconhecer isso, pois, na época, eu defendia com todas as forças que eu era daquele jeito. Só que não. Eu era mais ele do que eu. Escutava a música que ele gostava, me vestia com o estilo dele e até fazia todos acreditarem que eu pensava como ele, porque repetia suas frases. De maneira inconsciente, eu me mimetizei, mas acho que meu cérebro fazia isso em uma tentativa desesperada de não voltar a ser abandonada, pois eu carregava o trauma de ter terminado e reatado com essa mesma pessoa sem explicação alguma. Eu pensava que, **se fizesse ou dissesse as mesmas coisas que ele, receberia aplausos, o que geraria um vínculo mais forte para que ele nunca mais voltasse a me deixar.** (Spoiler: não deu certo. Ele me abandonou de novo, e justamente com o argumento de que eu não era mais a mesma, e nisso ele tinha razão!) O curioso é que a gente chega a achar que é verdade. Eis o poder da mente e da falta de autoestima! Hoje eu adoro rir das minhas desgraças e me divirto pensando em como seria se eu tivesse decidido me parecer, sei lá, com a Beyoncé.

18. Quem briga é porque se deseja

As pessoas costumam dizer isso quando acham que "existe tensão sexual mal resolvida" entre duas pessoas. Há até quem defenda esse mito com o argumento de a pessoa não saber usar outra ferramenta para se aproximar de quem tanto gosta.

As reconciliações passionais após uma briga também servem para jogar mais lenha na fogueira, mas a verdade é que tudo isso não passa de uma crença popular. Nos próximos capítulos, vou demonstrar por que esses dramas e essas reconciliações explosivas acontecem. E isso não tem nada a ver com o mito.

Se você briga com uma pessoa, não o faz porque a deseja, e sim por estar brigando. E fim de papo.

19. O amor é a coisa mais importante da vida e exige uma entrega total

O amor é importante.

Um relacionamento é importante.

Mas a ideia de "entregar-se totalmente" está relacionada à filosofia do "sacrifício" e de dar sem receber nada em troca, o que não é nada funcional.

Cabe dizer que as pessoas codependentes se apegam demais a esse mito para justificar seu comportamento de preocupação total com o outro.

Nos relacionamentos em geral, é preciso gerar um equilíbrio entre o que se dá e o que se recebe. Ninguém precisa ficar calculando tudo, mas é preciso verificar se os esforços são mútuos e se as demonstrações de afeto, seja lá como forem, são recíprocas. Às vezes, uma das partes dá mais ou dá menos do que a outra. O importante é que seja mantido um equilíbrio ao longo do tempo.

20. Já que estou em um relacionamento, eu "sou" do outro

"Você é minha, só minha", diz Christian Grey a Anastasia Steele.

"Você é minha", canta Alejandro Sanz.

"Sempre seu, sempre minha, sempre nossos", repetiam Carrie Bradshaw e Mr. Big, inspirados nas cartas de Beethoven a sua amada.

"Você é minha", diz Bad Bunny.

"Você é minha", diz Edward Cullen a Bella Swan.

Será coincidência que na maior parte das situações que conhecemos sempre vemos um homem dizendo isso a uma mulher?

Não se esqueça: você não pertence a outra pessoa. Estar em um relacionamento não é possuir, é compartilhar.

A esta altura você já deve ter percebido que não **encontramos o amor verdadeiro, nós o construímos**. E que **se apaixonar é fácil, mas aprender a amar, não**.

Meus queridos, nos venderam isso como se fosse o amor, e nós acreditamos. Vejamos um exemplo desse mito refletido na vida cotidiana.

Amor
Online

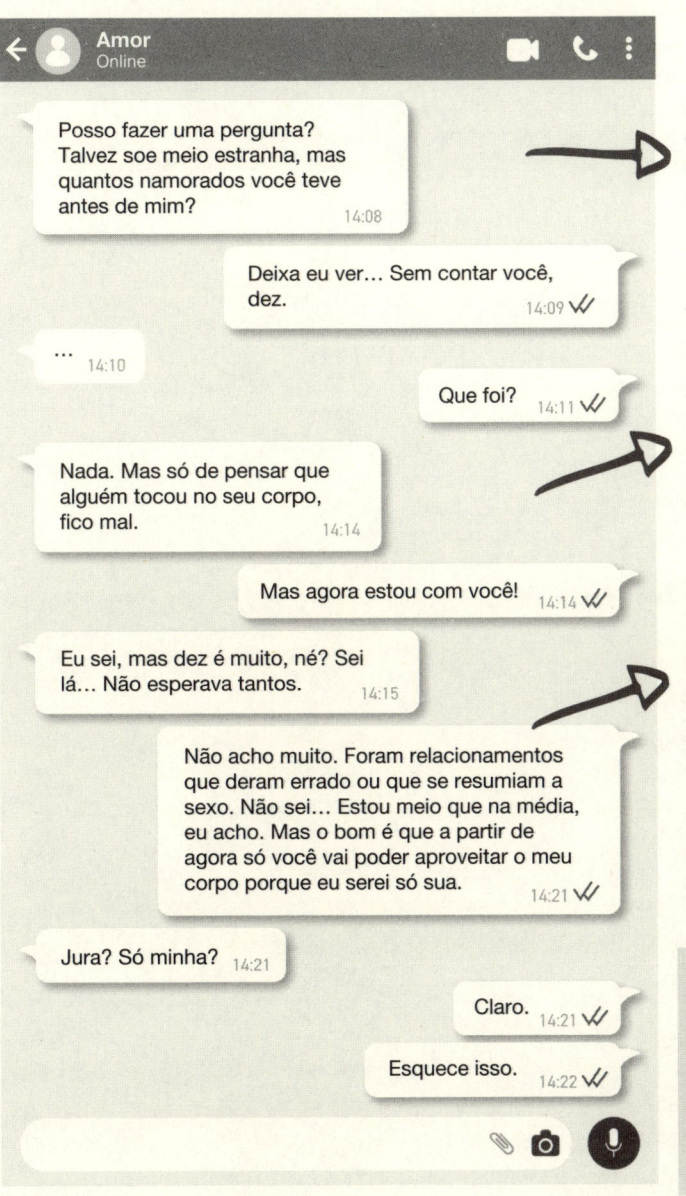

> Posso fazer uma pergunta? Talvez soe meio estranha, mas quantos namorados você teve antes de mim? 14:08

Essa pergunta é desnecessária e nada relevante para um relacionamento.

> Deixa eu ver… Sem contar você, dez. 14:09

> ... 14:10

> Que foi? 14:11

> Nada. Mas só de pensar que alguém tocou no seu corpo, fico mal. 14:14

Isso é **MANIPULAÇÃO**. A sensação que provoca é de uma mistura entre o falso romantismo "quero que você seja só minha" e a discussão sobre algo que não pode ser alterado, gerando culpa.

> Mas agora estou com você! 14:14

> Eu sei, mas dez é muito, né? Sei lá… Não esperava tantos. 14:15

Perante a culpa gerada e as crenças baseadas nos mitos do amor romântico, a pessoa cede a "ser só sua", exatamente como o outro queria. Esse argumento é o que, mais à frente, o outro usará para justificar qualquer comportamento passível de provocar ciúme.

> Não acho muito. Foram relacionamentos que deram errado ou que se resumiam a sexo. Não sei… Estou meio que na média, eu acho. Mas o bom é que a partir de agora só você vai poder aproveitar o meu corpo porque eu serei só sua. 14:21

> Jura? Só minha? 14:21

> Claro. 14:21

> Esquece isso. 14:22

Esse é um dos casos mais sutis de manipulação que podemos encontrar em um relacionamento entre pessoas que estão se conhecendo.

4

Dependência emocional

Acabamos de dar uma voltinha por uma parte importante do contexto das relações que determinará tudo o que vem a seguir. Saber identificar se você está em um relacionamento de dependência emocional é fundamental para se determinar qual é o tipo do seu relacionamento.

Então, vamos nessa? Respire, porque algumas das coisas que você vai ler neste capítulo podem fazer seu estômago se revirar.

Ter a sensação de que algo não anda bem

Isso é algo que está sempre presente nos relacionamentos dependentes. Além disso, quando você está imerso numa relação assim, tem a sensação de que, sem explicação aparente, nunca consegue estar totalmente tranquilo. Isso, querido, é ansiedade.

Falta de equilíbrio e sensação de sacrifício

Este fato se origina em um dos já conhecidos mitos do amor romântico que comentei anteriormente: "O amor é dar sem receber nada em troca."

Isso me lembra o caso de **Clara**, uma mulher de 35 anos casada com Enrique, de 38. Eles tinham um filho. Lembro do dia que os vi entrando juntos no meu consultório. Ela era a única que falava, enquanto ele se comportava como se não tivesse nada a ver com aquilo. Após uma sessão de meia hora, fiquei com a impressão de que só Clara parecia interessada em salvar o relacionamento e que provavelmente era codependente. Ele, mesmo tendo problemas com vício em jogos, nunca mais voltou à terapia, mas ela continuou indo toda semana, durante um ano.

– Tentar salvar o relacionamento está me custando caro, María. Estou exausta. Perdi muito peso e acho que não aguento mais. Tentei conversar com o Enrique mil vezes, não sei mais o que fazer.

Clara é uma dessas pessoas de quem é impossível não gostar. É uma mulher responsável, atenta, carinhosa e uma supermãe. Ela sempre aguentou firme todas as demandas – filho, trabalho, casa e relacionamento –, mas todo mundo tem um limite.

– Na semana passada, tivemos uma conversa muito séria – ela me disse certo dia. – Sentamos no sofá enquanto nosso filho dormia e eu deixei bem claro que cheguei no meu limite. Acho que ele está se esforçando, mas temo que, nos próximos dias, tudo volte a ser como era antes. Parece que sou a única que se esforça.

Enrique, de fato, nunca mudou. O curioso é que Clara entendia que o normal era seu marido não participar do relacionamento. **Mas a gente se acostuma com tudo, até com o que nos gera sofrimento.**

Hoje, Clara e Enrique continuam juntos, mas ela alcançou avanços incríveis na terapia. Clara levou o tratamento muito a sério, adquiriu consciência da situação e parou de ser uma dessas "mulheres que amam demais".

Agora vamos ver o caso de **Diego**, de 24 anos, cujo relacionamento tóxico e dependente nos leva a explicar os próximos pontos.

A prioridade absoluta é o outro

Diego era um rapaz maravilhoso. Trabalhador, atleta, inteligente e bonito. Ele apareceu no meu consultório com dúvidas sobre seu relacionamento. Estava com uma moça (Ana) da mesma idade, que conhecera por intermédio de um amigo. Ele dizia que, de modo geral, se relacionava muito bem com ela, mas que certas situações o incomodavam.

Começamos a conversar e Diego me confessou que, para ele, Ana era mais importante do que tudo. E me deu vários exemplos.

Ele contou que, nos fins de semana, antes de marcar qualquer coisa com os amigos, primeiro perguntava a ela se queria fazer algo. Ela, por sua vez, quase nunca avisava antes de marcar com as amigas, e isso lhe dava a sensação de ter sido abandonado. Diego estava fazendo tudo certo, demonstrava interesse pelo relacionamento e levava a opinião dela em consideração na hora de organizar seus planos em casal ou individualmente. Ana, por sua vez, parecia viver completamente alheia ao relacionamento.

Ele também disse que, em geral, fazia propostas e ela recusava. Porém, quando ela propunha algo, Diego deixava tudo o que estivesse fazendo para acompanhá-la. Certa vez, ele estava com os amigos quando Ana enviou uma mensagem dizendo que queria encontrá-lo. No mesmo instante, ele inventou uma desculpa para os amigos e correu atrás dela.

Isso me pareceu um caso de prioridade absoluta, uma característica própria dos relacionamentos dependentes, bem diferentes daqueles em que impera uma prioridade saudável, na qual damos ao outro seu lugar correspondente dentro de nossa vida.

Em outra ocasião, Diego estudava para uma prova que teria no dia seguinte quando Ana ligou dizendo estar desanimada. Ele passou o dia mais preocupado com ela do que com os estudos, por isso tirou uma nota ruim.

Teve também outro episódio: duas semanas antes, Diego tinha feito uma cirurgia em que precisou levar vários pontos no abdômen, mas ela insistiu em ir a uma festa no fim de semana. Em vez de ficar em casa repousando, ele fez o esforço de acompanhá-la, o que lhe causou um problema em um dos pontos e o fez voltar ao hospital.

É perceptível que Ana é a prioridade absoluta de Diego, mas ele não está sendo a prioridade dela. Isso, em linhas gerais, pode parecer algo circunstancial ou meramente anedótico. A solução parecia bem simples: conversar com Ana, para que ela ficasse consciente disso, e treinar Diego, para que ele aprendesse a impor limites e a cultivar o amor-próprio, com o objetivo de colocar a si mesmo como prioridade (garantindo a Ana o lugar que ela merece na vida dele). Até esse ponto, não havia nada preocupante no relacionamento em si. Como costumo observar outras características suspeitas para confirmar minhas hipóteses, fui descobrindo o problema nas sessões posteriores, quando aconteceram coisas que, somadas, acabariam definindo aquele relacionamento como tóxico e dependente.

Certo dia, Diego chegou chorando, desolado.

– O que foi? – perguntei, horrorizada.

– Ana me largou. Diz que não sente mais o que sentia por mim e acha que não posso fazê-la feliz.

Até parece que a felicidade de Ana dependia dele! Que maneira de conceber o amor ela começava a demonstrar! Isso nos dava certos sinais.

Diego me contou então todos os detalhes e já começamos a tratar o luto naquela mesma sessão.

O relacionamento é intermitente.
"Nem com você, nem sem você."

Duas semanas depois, ele voltou para mais uma sessão.

– Diego, você está muito animado, como foram esses últimos dias? – perguntei, rindo.

– Foram ótimos, María. Eu voltei com a Ana.

Minha expressão mudou. Não que eu não tenha ficado feliz por eles terem reatado, mas minhas suspeitas se confirmaram: semanas se passaram e aquilo se mostrou um ciclo infinito de términos e reconciliações.

O perigo do drama

Quem me conhece sabe que adoro fazer piada e rir nas sessões (sempre que a ocasião permite, é óbvio). Para mim, o riso ajuda a quebrar o gelo. Então, sempre que Diego me contava algo que Ana tinha dito ou feito, eu perguntava: "Já começou o drama?" Ele sorria e me respondia: "Sim, María. Tenho mais um capítulo para contar hoje." Realmente estar com Ana era como viver em uma novela. As separações eram dramáticas e as reconciliações muito passionais. E cada conversa por WhatsApp que Diego me mostrava parecia uma cena de *Crepúsculo*.

Amor

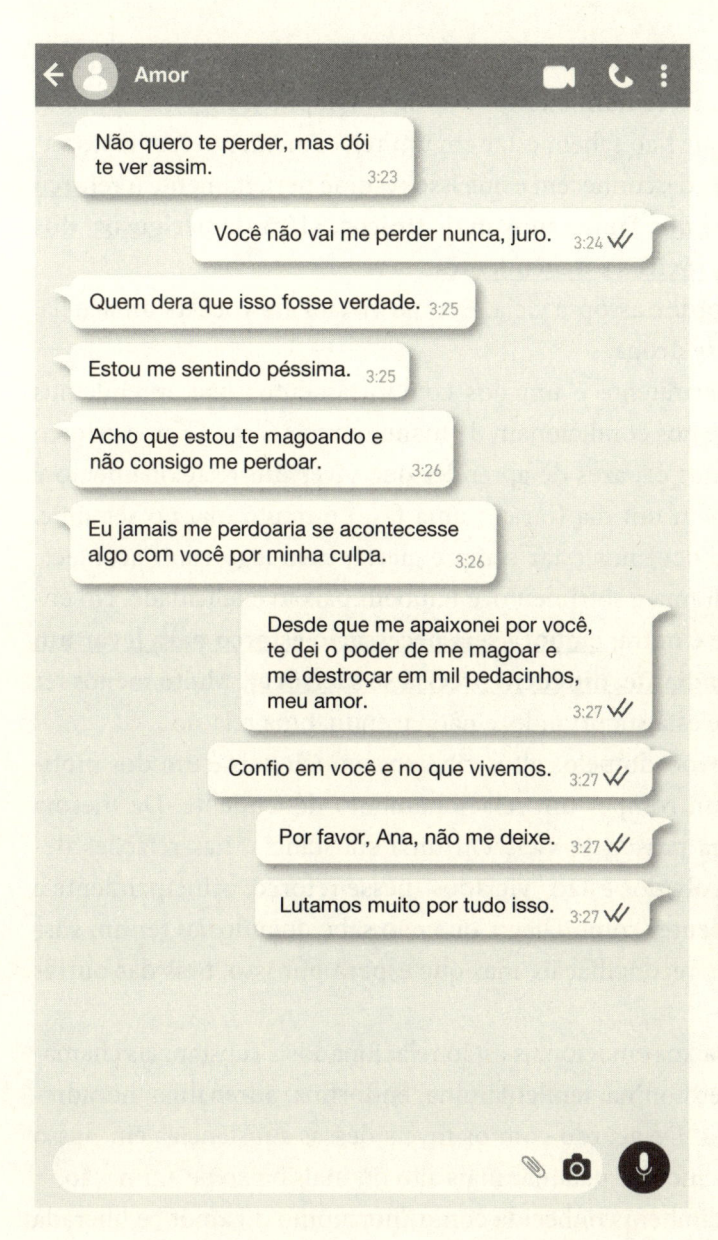

> Não quero te perder, mas dói te ver assim. 3:23

Você não vai me perder nunca, juro. 3:24

> Quem dera que isso fosse verdade. 3:25

> Estou me sentindo péssima. 3:25

> Acho que estou te magoando e não consigo me perdoar. 3:26

> Eu jamais me perdoaria se acontecesse algo com você por minha culpa. 3:26

Desde que me apaixonei por você, te dei o poder de me magoar e me destroçar em mil pedacinhos, meu amor. 3:27

Confio em você e no que vivemos. 3:27

Por favor, Ana, não me deixe. 3:27

Lutamos muito por tudo isso. 3:27

Esta conversa reflete uma grande intensidade e está cheia de mitos do amor romântico:

- "Me coloco em suas mãos."
- "Sou vulnerável."
- "Estou à sua disposição."
- "Eu dependo de você."
- "Você é responsável pelo meu bem-estar."

Os relacionamentos **saudáveis são igualitários**, ninguém é superior ou inferior ao outro. Quando temos a ideia ou a sensação de que somos vulneráveis perante o outro, surgem os típicos **estereótipos de papel** baseados na **dominação** e na **submissão**.

Com o passar do tempo, era Diego quem chegava me dizendo: "María, hoje eu tenho um drama." E ríamos, pois sabíamos o que viria a seguir.

<u>**O lado ruim dos dramas é que o efeito montanha-russa emocional está garantido.**</u>

O efeito montanha-russa emocional é típico dos relacionamentos tóxicos.

Sentir-se em uma montanha-russa é sinônimo de um dia estar bem e no outro mal (ou de viver num eterno "morde e assopra"). Algumas pessoas até reconhecem que não sabem estar em um relacionamento sem essas variações. O que elas desconhecem é que isso resume perfeitamente o **reforço intermitente, um dos fenômenos mais típicos, além de perigosos, dos relacionamentos tóxicos e dependentes**.

Ficar nesse morde e assopra vicia. E como vicia! Para você ter uma ideia, vicia como se fosse **droga**.

O reforço intermitente é um dos comportamentos que aprendemos mais rápido e que nos condicionam de maneira mais forte. Com o reforço intermitente, somos capazes de aprender que viver um relacionamento é sentir-se muito bem um dia (ou em uma fase) e muito mal no seguinte. Aprendemos que devemos estar sempre alerta, caso algo ruim aconteça. E que o amor é drama e sofrimento, e também paixão e felicidade. No entanto, a realidade é outra: **embora seja necessário esforço para levar um relacionamento adiante, ninguém precisa se sacrificar**. Muito menos ter a sensação de que está suportando, e não vivendo, uma relação.

Esse vício provocado pelos altos e baixos emocionais é um dos motivos que dificultam romper um relacionamento dependente. Da mesma maneira que uma pessoa se vicia em uma substância, nas relações dependentes os envolvidos estão "viciados" nesse reforço, principalmente a pessoa codependente (como Diego, que não sabe quando vai ter um suspiro em forma de reconciliação, mas que espera por isso, pois das outras vezes foi assim).

Esses altos e baixos emocionais estão relacionados a substâncias chamadas dopamina, serotonina, feniletilamina, endorfina, adrenalina, noradrenalina e ocitocina. De acordo com os níveis dessas substâncias em nosso corpo, nos sentiremos no patamar mais alto ou mais baixo de animação.

A **ocitocina**, também conhecida como "hormônio do amor", é liberada quando acariciamos, beijamos ou abraçamos nosso companheiro, quando mantemos relações sexuais e, em resumo, quando nos sentimos amados. Ela é uma das substâncias responsáveis pela criação e pelo fortalecimento de vínculos de proximidade entre as pessoas.

A **serotonina** é um neurotransmissor. Quando seus níveis baixam (o que acontece durante a paixão), a gente passa o tempo todo pensando no outro.

No momento em que o relacionamento se estabiliza e o vínculo fica forte, o nível de serotonina aumenta, gerando estabilidade emocional.

Aliás, esse viver pensando em algo ou alguém é o que se chama *ruminar* (assim como as vacas quando comem e mastigam a comida um milhão de vezes; nós fazemos o mesmo com os pensamentos).

A **endorfina**, por sua vez, é uma substância que alivia a dor ou o sofrimento. Por isso, quando você se reconcilia com seu companheiro e tudo está indo bem, vem a sensação de que o acontecido (o drama) não tem importância. Poderíamos dizer que a endorfina atua como um anestésico.

Já a **dopamina** é o neurotransmissor do desejo e do prazer. E, atenção, não só no quesito sexual mas também no lado motivacional. A dopamina é a substância predominante no nosso sistema de recompensa cerebral. No campo afetivo, ela faz com que aumente nossa motivação por estar com a pessoa amada.

A dopamina e a serotonina, portanto, são as responsáveis por ficarmos "viciados" em alguém especial, pela vontade de manter contato físico e estar o tempo todo junto. Para que você tenha uma ideia do poder do vício, os níveis dessas substâncias são os mesmos daqueles gerados pelos jogos de azar e pelo consumo de drogas.

Por causa dos efeitos da dopamina, estar com quem gostamos nos proporciona mais energia, alegria, motivação, concentração, bem como o sentimento de que nada de ruim vai acontecer. Era isso que acontecia no caso do Diego.

Quando tudo estava bem com a Ana, parecia que faltavam horas aos dias de Diego. Ele era o melhor funcionário da empresa, participava de cursos e tinha a sensação de que nem precisava ir à terapia. Porém, quando as coisas estavam mal entre os dois ele ficava péssimo. Nos términos, os níveis de dopamina diminuíam e Diego manifestava uma vontade louca de estar com a parceira e de, como ele dizia, "voltar a estar como antes". Isso significava que o cérebro dele sentia falta dos altos níveis de dopamina.

A **feniletilamina**, que abre as portas para a dopamina, é a substância que confere aquela sensação prazerosa de se sentir flutuando nas nuvens. Seus efeitos duram de três a quatro anos. (Ei, é a mesma duração, segundo a antropóloga Helen Fisher, da fase da paixão).

Você nunca passou pela situação de estar tranquilo em casa, receber uma mensagem do crush e sentir que seu coração vai sair pela boca? Isso é culpa, em parte, da dopamina. A outra culpada é a noradrenalina.

A **noradrenalina** é outra substância que induz a euforia e a excitação (lembre-se de não pensar nesses conceitos apenas em termos de sexualidade). Ela provoca sensações de agitação, rubor, riso nervoso, suor ou de "coração saindo pela boca".

A **adrenalina**, que trabalha em conjunto com a noradrenalina, é liberada em períodos de estresse e ansiedade, neste caso durante a paixão, por mais contraditório que pareça. Na verdade, a paixão é uma fase atípica para o corpo, que está acostumado com a estabilidade do dia a dia. A adrenalina se encarrega de acelerar as pulsações e é a responsável pelo fenômeno da "boca seca".

A RESPONSÁVEL PELAS BORBOLETAS NO ESTÔMAGO É A ADRENALINA

Esta substância aumenta o peristaltismo, ou, trocando em miúdos, deixa você com borboletas no estômago. O peristaltismo é o fenômeno físico que descreve o conjunto de movimentos de contração do tubo digestório que levam seu conteúdo do estômago ao ânus. <u>E quando você sente borboletas no estômago, o que está sentindo é ansiedade.</u>

Os níveis de adrenalina e noradrenalina diminuem quando passamos pelo luto amoroso, o que se traduz em condutas passivas e em uma enorme falta de energia.

Assim, todas essas substâncias, entre seus altos e baixos, são as responsáveis pela síndrome de abstinência pelo outro ou por aquilo que viviam juntos.

Aline ♥

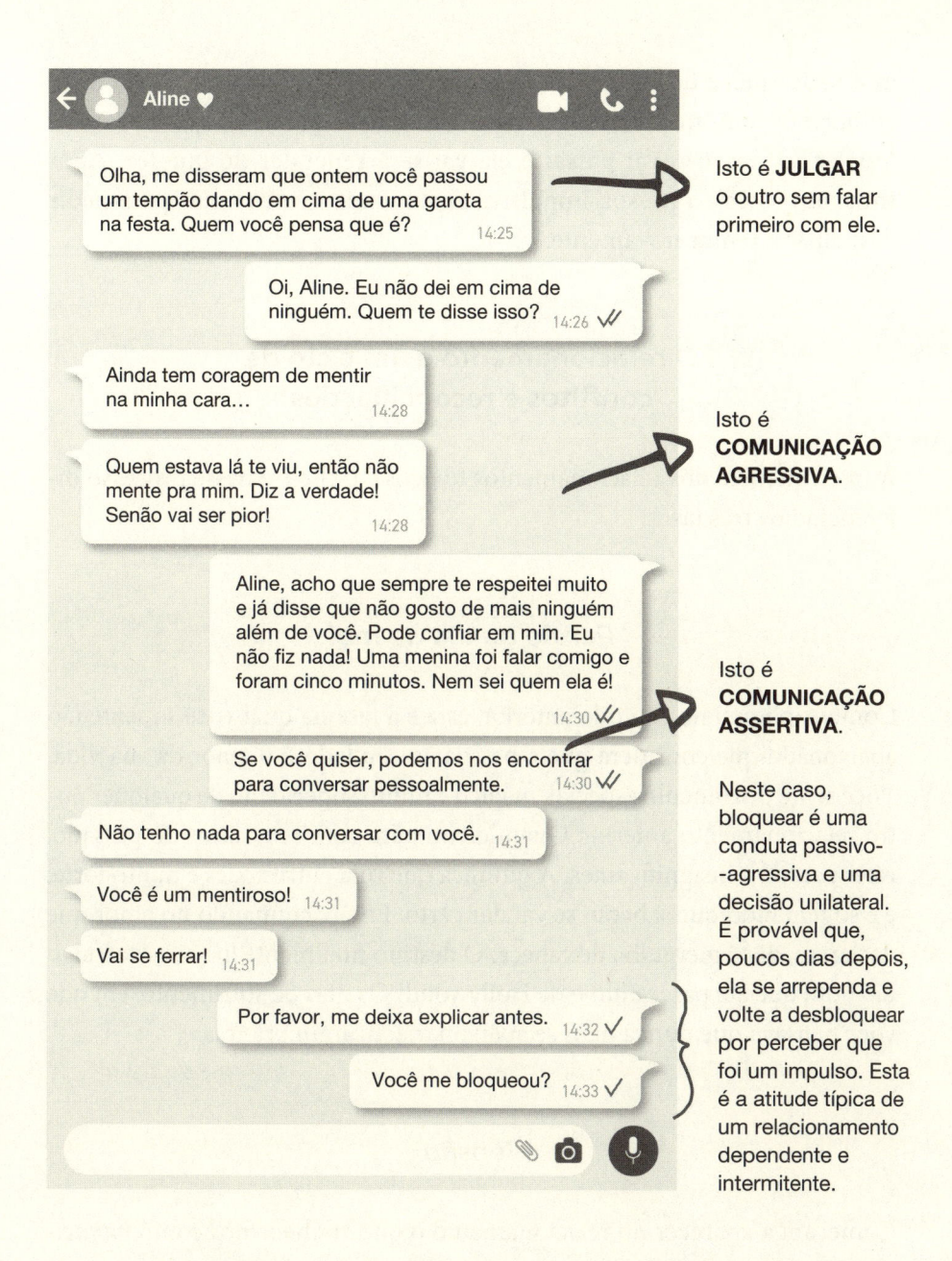

> Olha, me disseram que ontem você passou um tempão dando em cima de uma garota na festa. Quem você pensa que é? 14:25

Isto é **JULGAR** o outro sem falar primeiro com ele.

> Oi, Aline. Eu não dei em cima de ninguém. Quem te disse isso? 14:26

> Ainda tem coragem de mentir na minha cara... 14:28

> Quem estava lá te viu, então não mente pra mim. Diz a verdade! Senão vai ser pior! 14:28

Isto é **COMUNICAÇÃO AGRESSIVA**.

> Aline, acho que sempre te respeitei muito e já disse que não gosto de mais ninguém além de você. Pode confiar em mim. Eu não fiz nada! Uma menina foi falar comigo e foram cinco minutos. Nem sei quem ela é! 14:30

> Se você quiser, podemos nos encontrar para conversar pessoalmente. 14:30

Isto é **COMUNICAÇÃO ASSERTIVA**.

> Não tenho nada para conversar com você. 14:31

> Você é um mentiroso! 14:31

> Vai se ferrar! 14:31

> Por favor, me deixa explicar antes. 14:32

> Você me bloqueou? 14:33

Neste caso, bloquear é uma conduta passivo-agressiva e uma decisão unilateral. É provável que, poucos dias depois, ela se arrependa e volte a desbloquear por perceber que foi um impulso. Esta é a atitude típica de um relacionamento dependente e intermitente.

Como vimos nesse print de WhatsApp, Aline cede ao impulso e, motivada pela raiva, bloqueia o namorado. Mas quando sua amígdala – parte do cérebro responsável pela conduta impulsiva – se desativar e abrir espaço para as demais sensações típicas dos períodos de baixa emocional motivados pelos desníveis das substâncias correspondentes, ela vai mergulhar nos sintomas de abstinência. Em outras palavras, quando Aline "esfriar", o nervoso vai passar e ela vai se arrepender do que fez. Após situações assim, a pessoa impulsiva costuma se reaproximar para pedir desculpas e tentar novamente.

O relacionamento é um ciclo de conflitos e reconciliações

A intermitência dos relacionamentos tóxicos é cíclica, e nesse processo diferenciamos três fases:

Paixão ou lua de mel

Como expliquei no capítulo anterior, esta é a fase na qual você se sente tão apaixonado que considera que a pessoa ao seu lado é o amor da sua vida. Você sente um vínculo especial, mágico e muito superior ao de qualquer outro relacionamento anterior. Quando compara com seus casos do passado, estes parecem insignificantes. A química que rola entre vocês é muito forte, e é só tentando que saberão se vai dar certo. Então, confiando no amor que declaram, você mergulha de cabeça. O destino finalmente lhe reservou algo tão bom que até parece filme de Hollywood! Os dias de sofrimento, em que você pensava que nunca mais se apaixonaria, ficaram pra trás.

Tensão

Começam a aparecer no relacionamento o que conhecemos como *bandeiras vermelhas*, ou *red flags*, comportamentos que, sem que você entenda muito bem por que, começam a ser habituais.

Um exemplo: você percebe que, quando necessita de um favor, por acaso seu parceiro nunca está disponível, ele parece distante; você só é uma prioridade quando é ele que precisa de algo seu.

No próximo capítulo, vamos nos aprofundar mais nas *red flags* e mostrarei exemplos para que você possa identificá-las nos seus relacionamentos, se existirem.

No início, você não dá tanta importância. Seu relacionamento é muito especial, nada nem ninguém poderia destruí-lo. Então você conclui que seus problemas são meros mal-entendidos ou casos isolados, o que lhe servirá para justificar a mágoa que algum dia sentiu. Porém, pouco a pouco, **você observa como as coisas começam a mudar e presencia certos comportamentos que não combinam com a pessoa que você conhecia**. Isso vai gerar em você uma **dissonância cognitiva**, conceito que, aplicado a esse caso, significa uma falta de sintonia entre dois pensamentos ou entre um pensamento e uma emoção, um comportamento que não bate com suas crenças. (Spoiler: esse fenômeno cognitivo lhe acompanhará durante todo o relacionamento.)

Aí a relação vira um território de hostilidade diante de seus olhos, e você só quer ficar bem e voltar a viver como antes.

Explosão ou agressão

Esta fase se dá quando o relacionamento se torna insustentável. As discussões começam, e vocês jogam na cara um do outro tudo o que foi gerando mágoa na fase de tensão. Aparecem a violência verbal, o orgulho, a atitude prepotente e agressiva, os gritos, os insultos e/ou os comportamentos passivo-agressivos.

Então você abre os olhos e entende que tudo foi um grande erro. Percebe que não quer mais continuar com o relacionamento e decide pôr um ponto-final.

Você merece ser feliz de verdade e ninguém vai tirar isso de você. A fila precisa andar.

Passam-se alguns dias (às vezes, só algumas horas) e, após o silêncio, um dos dois reaparece. Você não tinha esperança em mais nada nem ninguém, sentia uma enorme sensação de vazio no peito, estava com o coração dilacerado... e lá vem aquela pessoa de novo. Tudo indica que a tempestade está chegando ao fim.

Amor — Online

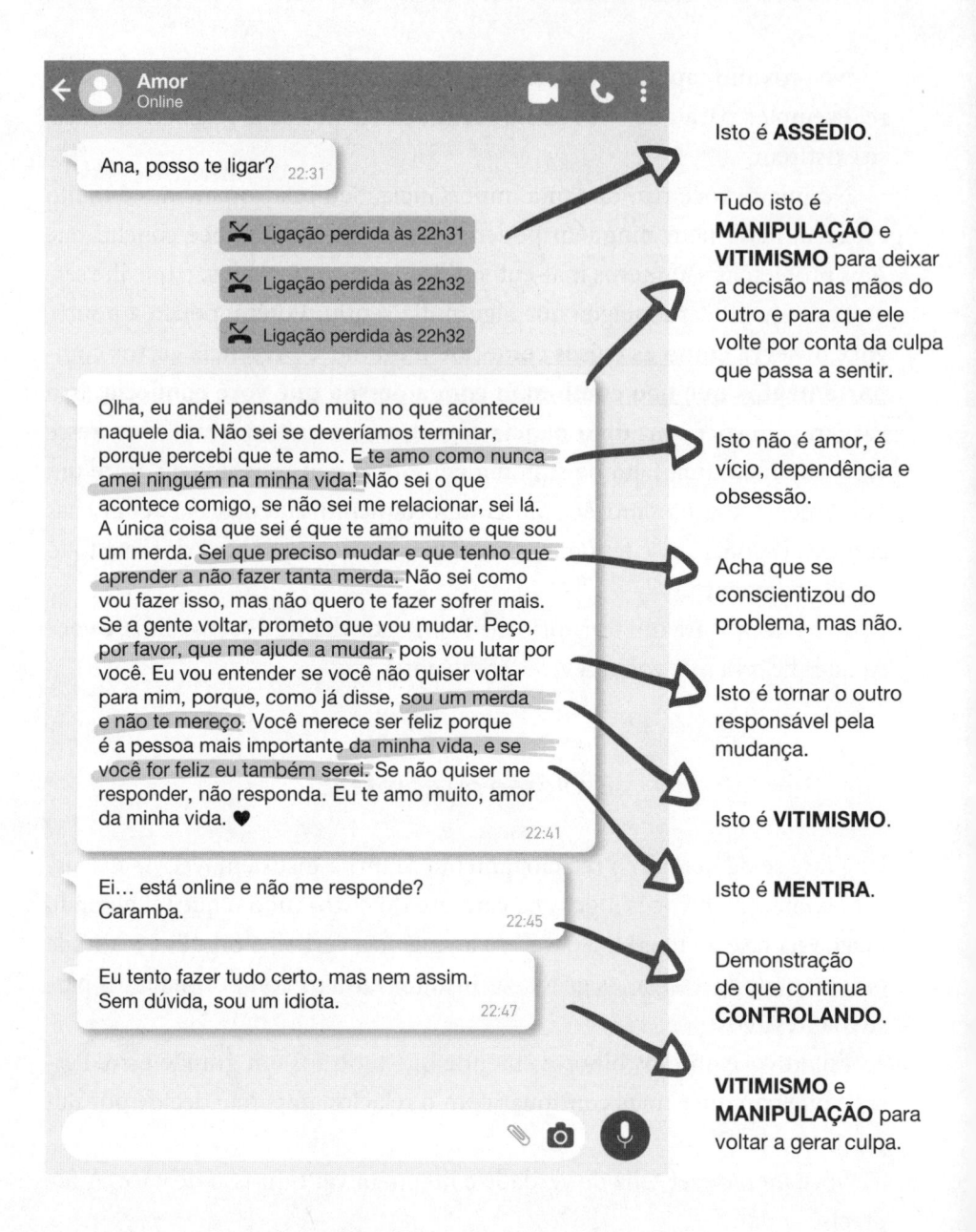

Ana, posso te ligar? 22:31

Ligação perdida às 22h31
Ligação perdida às 22h32
Ligação perdida às 22h32

Olha, eu andei pensando muito no que aconteceu naquele dia. Não sei se deveríamos terminar, porque percebi que te amo. E te amo como nunca amei ninguém na minha vida! Não sei o que acontece comigo, se não sei me relacionar, sei lá. A única coisa que sei é que te amo muito e que sou um merda. Sei que preciso mudar e que tenho que aprender a não fazer tanta merda. Não sei como vou fazer isso, mas não quero te fazer sofrer mais. Se a gente voltar, prometo que vou mudar. Peço, por favor, que me ajude a mudar, pois vou lutar por você. Eu vou entender se você não quiser voltar para mim, porque, como já disse, sou um merda e não te mereço. Você merece ser feliz porque é a pessoa mais importante da minha vida, e se você for feliz eu também serei. Se não quiser me responder, não responda. Eu te amo muito, amor da minha vida. ❤ 22:41

Ei... está online e não me responde? Caramba. 22:45

Eu tento fazer tudo certo, mas nem assim. Sem dúvida, sou um idiota. 22:47

Isto é **ASSÉDIO**.

Tudo isto é **MANIPULAÇÃO** e **VITIMISMO** para deixar a decisão nas mãos do outro e para que ele volte por conta da culpa que passa a sentir.

Isto não é amor, é vício, dependência e obsessão.

Acha que se conscientizou do problema, mas não.

Isto é tornar o outro responsável pela mudança.

Isto é **VITIMISMO**.

Isto é **MENTIRA**.

Demonstração de que continua **CONTROLANDO**.

VITIMISMO e **MANIPULAÇÃO** para voltar a gerar culpa.

Então, engolindo seu orgulho, você o encontra só para ouvir o pedido de desculpas. Você não pretende voltar. Ele não merece você.

Quando se encontram, a conversa flui e você deixa claro, tim-tim por tim-tim, todas as coisas que o outro fez de errado. Ele, por sua vez, evolui fazendo uma autocrítica e, finalmente, vocês se reconciliam.

Assim, inexplicavelmente, todas as crenças maravilhosas que víamos na lua de mel reaparecem. Você considera que a pessoa ao seu lado é o amor da sua vida. Você sente um vínculo especial, mágico e muito superior ao de qualquer outro relacionamento anterior.

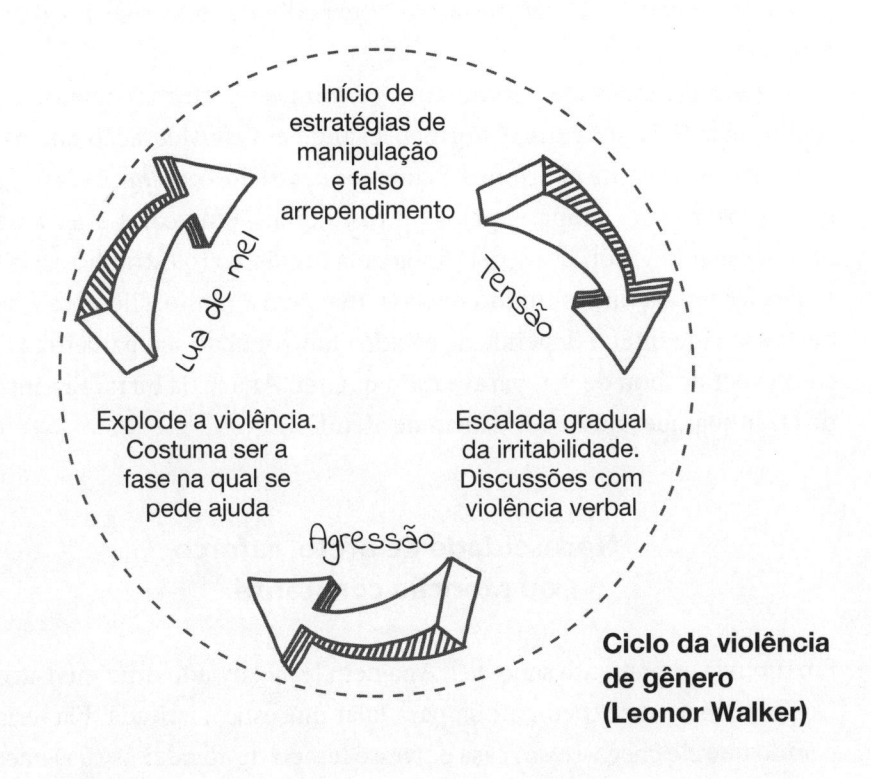

Lua de mel — Início de estratégias de manipulação e falso arrependimento

Tensão — Escalada gradual da irritabilidade. Discussões com violência verbal

Agressão — Explode a violência. Costuma ser a fase na qual se pede ajuda

Ciclo da violência de gênero (Leonor Walker)

Todas essas fases vão se repetindo diversas vezes. Com o tempo, a etapa da tensão fica mais curta, a lua de mel é quase inexistente e a fase da agressão se torna permanente, até chegar – caso o vínculo não seja rompido antes – à violência física.

A estabilidade emocional depende do casal

Diego me contou que, quando a companheira se irritava com ele, ele se fechava muito e não conseguia trabalhar nem estudar. Fazia de tudo para que ela voltasse a ficar bem com ele. Quando faziam as pazes, ele se acalmava. Se ela estava bem com ele, tudo ia bem. Se estava mal, tudo ia mal. Certa vez, Diego saiu do trabalho correndo porque sentiu uma necessidade desesperada de ligar pra Ana, que dizia estar muito irritada com ele. Ela não tinha nenhuma emergência, só estava irritada. E essa irritação podia ter esperado Diego terminar o expediente, mas não foi isso que aconteceu.

Algumas pessoas me perguntam se é ruim se sentir mal quando o parceiro está mal. Não é ruim, é normal, levando em consideração que o cérebro tem uma série de neurônios chamados *neurônios-espelho*, encarregados de nos fazer sentir empatia pelos outros. Porém, uma coisa é ter empatia pelo companheiro ou ficar triste após uma discussão (o estranho seria ficar muito feliz após uma situação dessas), mas outra muito diferente é sentir que a sua vida inteira dependa do estado emocional do seu parceiro. Diego, como você acabou de ver, parava tudo quando Ana fazia birra. Era incapaz de fazer qualquer outra coisa além de atendê-la.

Necessidade de afeto, reforço ou atenção constante

Em um relacionamento saudável, Ana nem teria enviado uma mensagem a Diego no meio do expediente só para falar que estava irritada. Ela teria esperado que ele chegasse em casa e tivesse tempo de atender às suas necessidades emocionais. Se ele não respondia por estar ocupado, e se contava isso a Ana, ela se irritava ainda mais. Estar com ela o obrigava a viver atento ao telefone e a ela o dia inteiro. Ana precisava de atenção constante e não entendia os limites impostos pelo companheiro. Tampouco eram suficientes as tentativas de Diego de mostrar que sempre estaria por perto. Às vezes, quando ele não alcançava as expectativas dela, em um **comportamento de protesto** ela desligava o celular para que ele se preocupasse ainda mais. Para Diego, isso era um castigo que o destruía por dentro e o fazia acreditar que, realmente, se comportara muito mal com ela, por isso ele voltava e lhe dava atenção em dobro, reforçando, mesmo sem querer, o comportamento da namorada. Essa era uma forma muito passivo-agressiva que Ana tinha de manipular o parceiro, sempre conseguindo o que queria.

Podemos dizer que a conduta de Ana pode ser motivada por um conceito de relacionamento baseado nos mitos do amor romântico: "O amor é dois em um", ou "Estar apaixonados significa estar juntos o tempo todo, compartilhando tudo".

Vamos analisar um pouco o comportamento de protesto. Quero explicá-lo em detalhes.

O **comportamento de protesto** é uma tentativa de chamar atenção que nasce da dor gerada pela separação da figura de um ente querido e pela sensação de abandono que ela produz. Sua existência se explica perfeitamente em termos evolutivos e pode ser observada desde que somos bebês e choramos, desconsolados, quando nossas figuras de apego (pai ou mãe) se separam de nós, até o contato ser reestabelecido. Pois bem, tudo indica que continuamos recorrendo a essa ferramenta na idade adulta.

Na infância, é compreensível que a gente demonstre um comportamento de protesto, afinal ainda não aprendemos uma forma de comunicação eficiente. Porém, sendo adultos, não caberia recorrer a esse comportamento, pois deveríamos saber como deixar claras nossas necessidades emocionais de maneira assertiva. No entanto, aqui encontramos o dilema da falta de educação afetivo-sexual, então é compreensível não sabermos como evitar esse comportamento, mas também é verdade que é complicado aprender ao mesmo tempo que se vive.

No meu consultório, vejo comportamentos de protesto em muitos relacionamentos, embora quase sempre aplicados de maneira equivocada. Na maioria das vezes, são do tipo olho por olho, dente por dente, gerados a partir da dor e do orgulho. "Tá me ignorando? Então você vai ver! Não vou te dar a mínima, assim você vai sentir minha falta e vai me procurar!" E é assim que acontece. A pessoa recebe a atenção de que necessita graças ao seu comportamento de protesto, embora de maneira muito pouco funcional (quase podemos dizer que se trata de uma forma muito sutil de manipulação). Era isso que acontecia entre Diego e Ana.

Conheço mais alguns exemplos de comportamentos de protesto no relacionamento deles. Vamos vê-los em forma de conversa de WhatsApp.

Conversa 1 (22:45)

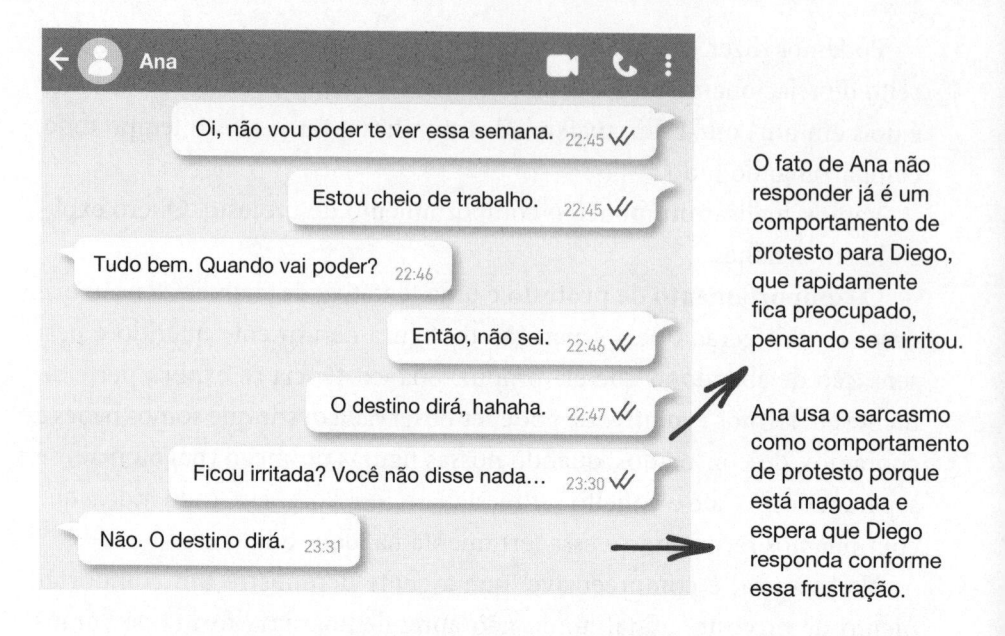

- Oi, não vou poder te ver essa semana. 22:45
- Estou cheio de trabalho. 22:45
- Tudo bem. Quando vai poder? 22:46
- Então, não sei. 22:46
- O destino dirá, hahaha. 22:47
- Ficou irritada? Você não disse nada... 23:30
- Não. O destino dirá. 23:31

O fato de Ana não responder já é um comportamento de protesto para Diego, que rapidamente fica preocupado, pensando se a irritou.

Ana usa o sarcasmo como comportamento de protesto porque está magoada e espera que Diego responda conforme essa frustração.

É um comportamento de protesto porque Ana não foi sincera sobre o que sentiu ao receber a resposta de Diego. Ele, mesmo fazendo uma brincadeira, poderia ter sido um pouco mais claro para que ela não se sentisse abandonada naquele momento.

Em qualquer uma das situações hipotéticas a seguir, talvez o drama nem tivesse tido a chance de aparecer.

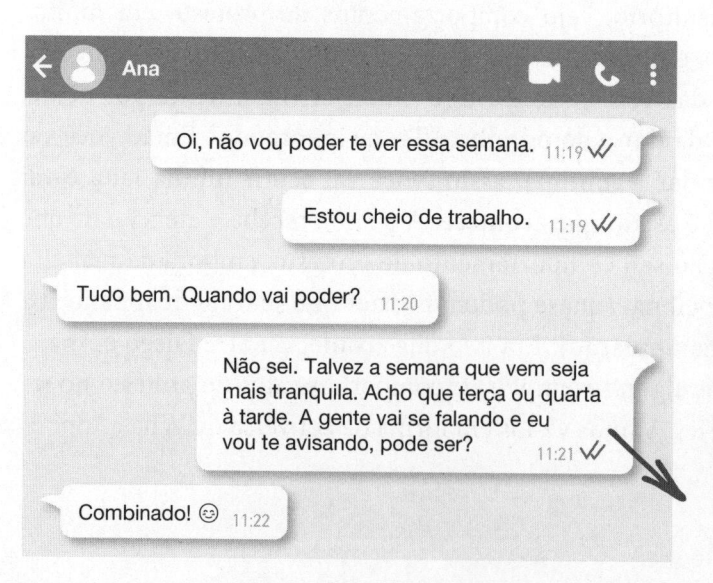

Conversa 2 (11:19)

- Oi, não vou poder te ver essa semana. 11:19
- Estou cheio de trabalho. 11:19
- Tudo bem. Quando vai poder? 11:20
- Não sei. Talvez a semana que vem seja mais tranquila. Acho que terça ou quarta à tarde. A gente vai se falando e eu vou te avisando, pode ser? 11:21
- Combinado! 😊 11:22

Diego conhece Ana e sabe que a incerteza sobre o relacionamento e o futuro lhe causa sofrimento. Assim, sempre que pode, ele tenta deixar o mais claro possível o que vem pela frente.

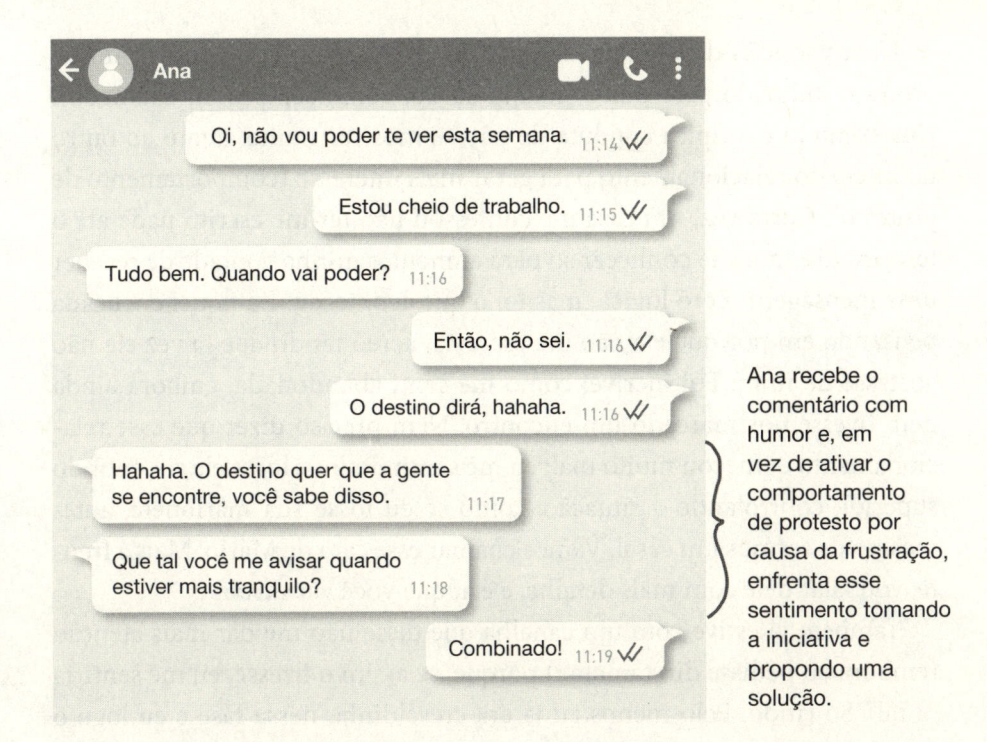

> **Ana**
>
> Oi, não vou poder te ver esta semana. 11:14
>
> Estou cheio de trabalho. 11:15
>
> Tudo bem. Quando vai poder? 11:16
>
> Então, não sei. 11:16
>
> O destino dirá, hahaha. 11:16
>
> Hahaha. O destino quer que a gente se encontre, você sabe disso. 11:17
>
> Que tal você me avisar quando estiver mais tranquilo? 11:18
>
> Combinado! 11:19

Ana recebe o comentário com humor e, em vez de ativar o comportamento de protesto por causa da frustração, enfrenta esse sentimento tomando a iniciativa e propondo uma solução.

Alguns comportamentos de protesto são adaptativos. Imagine que você liga para a sua companheira e ela não atende. Você insiste e ela continua sem atender. Você se preocupa porque combinaram de conversar um pouco à tarde, então pensa que aconteceu alguma coisa. Seu comportamento de protesto vai se manifestar ligando até 20 vezes para ela, se for preciso. Isso é completamente lógico.

Agora, imagine que isso aconteça e sua companheira ligue para você na mesma noite, bêbada, dizendo que tinha se esquecido do combinado e que saiu com amigos. Ainda que seu comportamento de protesto tenha sido ativado de maneira funcional, considerando a enorme dissonância das mensagens contraditórias da sua companheira ("Prometo te ligar porque te amo, mas depois esqueço você e saio com amigos") e o ambiente de ambivalência que isso gera, nas próximas vezes é provável que ele se ative ao menor indício de "desaparecimento" do outro e que isso acabe se transformando em algo disfuncional. Isso, em um relacionamento dependente, é muito comum e tende a se retroalimentar. Às vezes, chega a ser usado pelo outro para invalidar frases como "Você é um exagerado".

Uma variação do comportamento de protesto é o comportamento de protesto induzido pelo outro (manipulação, como sempre foi chamado). Um exemplo é a típica conduta de não se mostrar muito atento ao outro no início do relacionamento para gerar mais interesse (comportamento de protesto). Certa vez, um cara me confessou não ter me escrito nada até o terceiro dia após me conhecer só para aumentar minha vontade de receber uma mensagem. Zero lógica, mas foi o que aconteceu. Eu fiquei encucada pensando em por que ele não me escrevia, acreditando que talvez ele não gostasse de mim. Foi incrível como me senti abandonada, embora ainda nem tivéssemos marcado um encontro. Nem preciso dizer que esse relacionamento começou muito mal: eu me sentindo inferior, e ele se sentindo superior, controlando a situação, como se eu fosse sua marionete, antes mesmo de sermos um casal. Vamos chamar esse cara de Mário. Mais à frente, vou falar dele com mais detalhe, e é aí que você vai surtar.

Também já estive com um canalha que disse não me dar mais atenção (embora eu pedisse diretamente) porque, se assim o fizesse, eu me sentiria "a tal". Só rindo. Pelo menos eu já era crescidinha nessa fase e eu logo o mandei sair da minha vida.

Aqui estão mais exemplos de comportamentos de protesto executados de maneira disfuncional:

Tentar um contato desesperado

Tentar, de maneira intensa e insistente, estabelecer contato usando todos os meios possíveis, aparentemente sem um motivo urgente. Ligar, mandar mensagens, tentar contatar via redes sociais de maneira direta ou indireta, dando *likes*, deixando comentários ou visualizando conteúdos em que possa ser reconhecido. Passear pelo local de trabalho, casa ou região onde o outro costuma se reunir com os amigos, para ver se, "sem querer", vocês se esbarram. Como você vai ver, há uma linha muito tênue entre o comportamento de protesto emitido de maneira disfuncional e o assédio.

Fazer cálculos

Isto é, sempre esperar que o outro dê o primeiro passo para depois dar o seu. Por exemplo: prestar atenção na duração dos seus telefonemas ou em quanto tempo o outro demora para responder suas mensagens e depois fazer igual. Ou pensar: "Se vou buscá-lo no aeroporto hoje, espero que amanhã ele me leve para trabalhar, mesmo que eu não precise. Senão o relacionamento vai ficar desequilibrado."

Fazer cálculos é manter um registro detalhado das demonstrações de afeto para dar em troca apenas a medida exata de quanto recebemos.

Provocar ciúme de propósito

Provocar ciúme de maneira intencional para que o outro se preocupe com o relacionamento e lhe ofereça a atenção de que você necessita.

1. Contar à companheira atual que uma ex-namorada lhe escreveu dizendo que continua apaixonada por você.

   Tradução: "Sou tão irresistível que minha ex não me esquece. Viu o meu valor? Você deveria me valorizar mais."

2. Pedir à companheira atual que o acompanhe no bar com a ex.

   Tradução: "Estou falando numa boa porque, olha só, estou pedindo para você vir mas minha intenção não é que você venha, porque eu sei bem que não vai vir. Na verdade, o que eu quero é fazer você enxergar que pode me perder e que acorde para isso."

Este exemplo me lembra muito o filme *Separados pelo casamento*, com Jennifer Aniston e Vince Vaughn. Nele, os dois protagonistas se separam, mas continuam morando na mesma casa, e ela se encontra com outros homens, na frente do ex-marido, para lhe provocar ciúme. Esse é um típico comportamento de protesto disfarçado de romantismo para reconquistar o amado magoando-o. Que ironia! Isso poderia ser chamado de manipulação.

E isso nos levaria a outro exemplo bem comum em relacionamentos que terminam:

> 3. Mostrar-se exageradamente bem após uma separação, sobretudo nas redes sociais, para que seu ex veja que você está muito bem sem ele (quando, na verdade, não está).
>
> **Tradução:** como no exemplo anterior, esse comportamento de protesto é um: "Ei, olha, estou incrivelmente bem sem você. Está vendo? Resolvi me mostrar assim para que você veja o que perdeu, para magoá-lo e ver se assim você sente minha falta e retomamos o contato."

Mentir para se vingar

Mentir para se vingar dizendo que está ocupado e que já fez outros planos. E aí, justo quando o outro propõe um encontro, você não pode.

> **Tradução:** "Viu? Não me dar atenção tem consequências."

Dar um gelo

Permanecer em silêncio, virar-se de costas e ignorar o outro, ou seja, dar um gelo. Retornaremos a esse comportamento mais à frente.

*Ameaçar sutilmente, demonstrando irritação
ou intenção de deixar o outro para
ver se ele reage e corre atrás de você*

Por exemplo: dizer que não está irritado e desligar o telefone com a esperança de que ele ligue de volta dizendo que ama você.

Essas condutas costumam ser reforçadas com frases tipo "quem ama procura", que são, de fato, certas, mas que em um contexto equivocado podem gerar comportamentos e crenças disfuncionais sobre o amor e os relacionamentos amorosos.

Em resumo, o comportamento de protesto pode ser adaptativo ou desadaptativo segundo as circunstâncias, mas em um relacionamento dependente quase sempre se manifesta de maneira desadaptativa.

Luta de poder nos conflitos

Em geral, aprendemos que discutir equivale a ter razão sobre o outro, mas a verdade não é essa. Discutir é observar o problema, expressar emoções, ter empatia, pedir desculpas quando necessário, buscar soluções, negociar e resolver a situação, deixando pra lá a história de quem tem ou não tem razão, já que isso afasta as pessoas. Discutir é uma grande oportunidade para você e seu companheiro se conhecerem. É a chance de criar uma aproximação emocional entre vocês. **Discutir não é procurar culpados, e sim uma chance para encontrar soluções e aprender juntos.**

Se você discorda disso, é porque não entendeu muito bem o significado de discutir.

Quando surge um problema em um relacionamento, podemos abordá-lo de duas maneiras. **Uma é considerar que o problema é o parceiro; a outra é considerar que as pessoas que compõem o relacionamento são a equipe que enfrentará o problema.** A primeira nos levará a enxergar o outro como inimigo, desenvolvendo uma luta de poderes, um "vamos ver quem pode mais" ou "quem tem razão", em que não se contempla a empatia nem a autocrítica.

Ana, em vez de encontrar em Diego um refúgio e alguém em quem confiar, descontava suas mágoas emocionais em quem considerava ser a fonte do seu mal-estar.

Certa vez, ele se chateou porque ela chegou tarde em um encontro, e isso a indignou. Ana sentiu a crítica como um ataque pessoal e, como estava muito ofendida, insinuou a Diego que, se não queria estar com ela, que dissesse claramente.

– Me desculpa – disse ela. – Tinha trânsito, até parece que você nunca se atrasou. Mas, claro, se está tão chateado... Se você quiser, vou embora.

– Não, não é isso – respondeu Diego. – Eu só acho que você poderia ter me avisado.

– Não dava, eu estava dirigindo.

– É, mas sei lá...

Nesse momento, teria sido ótimo se Ana dissesse: "Tá, me desculpa, você tem razão. Eu não pude avisar porque estava dirigindo enquanto você estava aqui, sozinho, esperando há um bom tempo. Não era a minha intenção me atrasar. Posso te pagar uma bebida, para compensar?" E ela se sairia muito bem, driblaria o problema e se aliaria a Diego. Mas não foi isso que aconteceu:

– Claro, Diego, agora a culpa pelo trânsito é minha! – alfinetou Ana.

– Eu não disse isso.

– Não, mas insinuou, como tantas outras vezes. Você sempre faz a mesma coisa! No fim das contas, a malvada sempre sou eu. Quer saber? Se não gosta de mim, procure outra.

E assim, mais uma vez, Diego e Ana voltaram ao "drama".

Após uma temporada ruim no relacionamento, Ana e Diego, como você já sabe, voltavam a conversar para se reconciliar. Uma história sem fim.

Idealização do outro

"Nunca mais encontrarei alguém como ele." "Ele é perfeito! Tem tudo o que eu quero." "Se eu o largar, nunca mais serei feliz." Essas frases refletem a idealização que certas pessoas fazem de seus parceiros.

O ruim disso é que:

- É mais fácil que seus pensamentos, suas emoções, suas condutas e toda a sua vida girem em torno dessa pessoa.
- Fica complicado impor limites.
- Quando as coisas vão mal, você resiste mais à separação.
- É muito duro superar um término.
- Quando você percebe que nada é como imaginava, a decepção é enorme.

Caramba... Eu já idealizei tanto que, sempre que terminava um relacionamento, sentia necessidade de encontrar caras parecidos com o meu ex nos relacionamentos seguintes.

Necessidade de saber cada passo do outro

Há alguns anos, conheci a história de Júlia, uma mulher de 29 anos que se relacionava com Chico, de 31. Não cheguei a conhecê-lo, mas ela me contou que, após uma traição dele, os dois criaram o costume de compartilhar a localização um com o outro sempre que saíam. É curioso como Júlia defendia, em suas sessões comigo, que esse gesto demonstrava transparência por parte de Chico e que lhe transmitia segurança.

– Júlia, não é assim que um casal constrói confiança – expliquei na primeira sessão. – A confiança entre o casal é praticamente um ato de fé. Você confia que o outro te ama e que vai estar sempre por perto. Ter fé é não precisar demonstrar esse tipo de coisa. Por isso é tão difícil recuperar a confiança depois de uma infidelidade. Se o processo fosse tão fácil, bastando o outro ser transparente, ninguém precisaria de terapia, certo?

– Sim, eu entendo, mas como eu poderia voltar a confiar no Chico depois do que ele me fez?

– Primeiro você deve superar o que aconteceu, e para isso é preciso passar por uma fase de luto. Depois vocês devem voltar ao clima de estabilidade emocional que havia antes. Ao mesmo tempo, vamos trabalhando em você esses pensamentos recorrentes que invadem sua cabeça. Qualquer passo além desses pode ser prejudicial e, acredite em mim, a longo prazo pode transformar o vínculo entre vocês em algo tóxico. Portanto, vamos trabalhar a comunicação em casal, os comportamentos afetivos e o tempo juntos, entre outras coisas.

– Não me parece fácil.

– E não é, não vou mentir.

Após essa conversa, mais problemas foram se revelando. Júlia não usava a ferramenta de localização apenas para gerar "confiança", mas de vez em quando revistava o celular de Chico e investigava suas redes sociais para sentir que tinha certo controle sobre o relacionamento. Ela administrava suas emoções controlando o entorno, mas não era assim que encontraria a solução.

Desgaste emocional e sensação de estar sofrendo

Quando você está envolvido em um relacionamento dependente, é como se estivesse remando contra a maré. Tudo é ansiedade, incerteza e sofrimento, o tempo todo. Você sente que não aguenta mais, mas ainda assim segue em frente.

Os relacionamentos tóxicos exigem que você viva sempre atento a tudo, em alerta, pois algo pode acontecer, o que equivale a uma ativação crônica do sistema simpático (a parte do sistema nervoso que se ativa quando o cérebro interpreta uma situação de perigo da qual deve se defender).

Para complicar ainda mais, os familiares e amigos próximos que conhecem o relacionamento percebem que algo está errado, e o casal aproveita para interpretar que "todos estão contra nós", "têm inveja do que vivemos" ou que "devemos continuar lutando porque nos amamos, e nada nem ninguém vai nos impedir de ficar juntos", reforçando suas crenças mágicas para continuar imersos no mundo de *Crepúsculo* e *Cinquenta tons de cinza*.

Sexo como "obrigação" para criar intimidade

Isso me deixa morta de raiva, não vou negar. Nada pior que usar o sexo como moeda de troca.

Algumas pessoas, sobretudo as mulheres, sentem como se tivessem que fazer sexo para "cumprir um dever". Não sei se fui clara. Elas entendem que, se o parceiro não ficar sexualmente satisfeito, acabará saciando suas necessidades com uma terceira pessoa (como se o sexo fosse uma necessidade fisiológica, tal qual comer ou dormir). De alguma maneira, elas se sentem subjugadas, talvez nem diretamente pelo parceiro, mas pela crença arraigada na nossa sociedade sobre a importância da satisfação sexual masculina na duração do casamento. Casadas ou não, em pleno século XXI existem mulheres (e alguns homens) que sentem essa pressão.

Há outra perspectiva de que também gosto muito (contém ironia). Trata-se de "dever" sexo a alguém. Sim, você leu direitinho. Nunca aconteceu de você sair para jantar, tomar um drinque com alguém e sentir que deve algo a essa pessoa? Sobretudo se essa pessoa o convidou para comer ou beber (ou as duas coisas)?

Eu mesma já ouvi frases como: "E você vai me deixar assim?"

"Você faz sexo se quiser. Se não quiser, não faz", ouvi de uma pessoa com quem comentei sobre essa sensação. É claro que tem que ser assim, mas me refiro à obrigação implícita que muitas mulheres percebem ao se relacionar com alguém.

Vou listar algumas frases de chantagem e manipulação usadas para conseguir relações sexuais, pois quero que saiba do que estou falando:

"Se a gente transar, nosso relacionamento será mais forte."

Atenção: Relacionar-se sexualmente não fortalece um relacionamento, assim como o oposto não o enfraquece. As relações sexuais são apenas mais uma forma de expressão de afeto, não a única.

"Você não deve me amar, pois não transamos há muito tempo."

Atenção: a frequência com que o casal se relaciona sexualmente também não tem nada a ver com o amor.

Isso quando a manipulação não está associada ao uso do preservativo:

"Se você me amasse de verdade, transaríamos sem camisinha."

Atenção: transar sem proteção não tem absolutamente nada a ver com amor.

"Se você confiasse em mim, acreditaria que estou limpo e poderíamos transar sem camisinha."

Atenção: por mais que você confie em uma pessoa, a confiança não é um exame para detectar doenças sexualmente transmissíveis nem um método de prevenção de gravidez.

Para poder transar sem camisinha, você deve considerar mais uma questão além de uma gravidez não desejada: as infecções sexualmente transmissíveis (ISTs). Para praticar sexo sem preservativo com alguém, é preciso que o relacionamento seja fechado/monogâmico e que você esteja há, no mínimo, um ano com essa pessoa (isso por conta do período de janela de algumas infecções, como a do HIV). Passado esse tempo, é recomendável que os dois façam exame de sangue para detectar ISTs.

Aproveito para falar sobre o *stealthing*, que é o ato de tirar a camisinha durante uma relação sexual consentida em que foi combinado o uso do preservativo. Essa prática é considerada uma violação sexual.

<u>Então, não se esqueça: é preciso consentimento, consenso e liberdade para se relacionar sexualmente com alguém. Se houver coação, chantagem ou manipulação, é abuso sexual.</u>

Amor

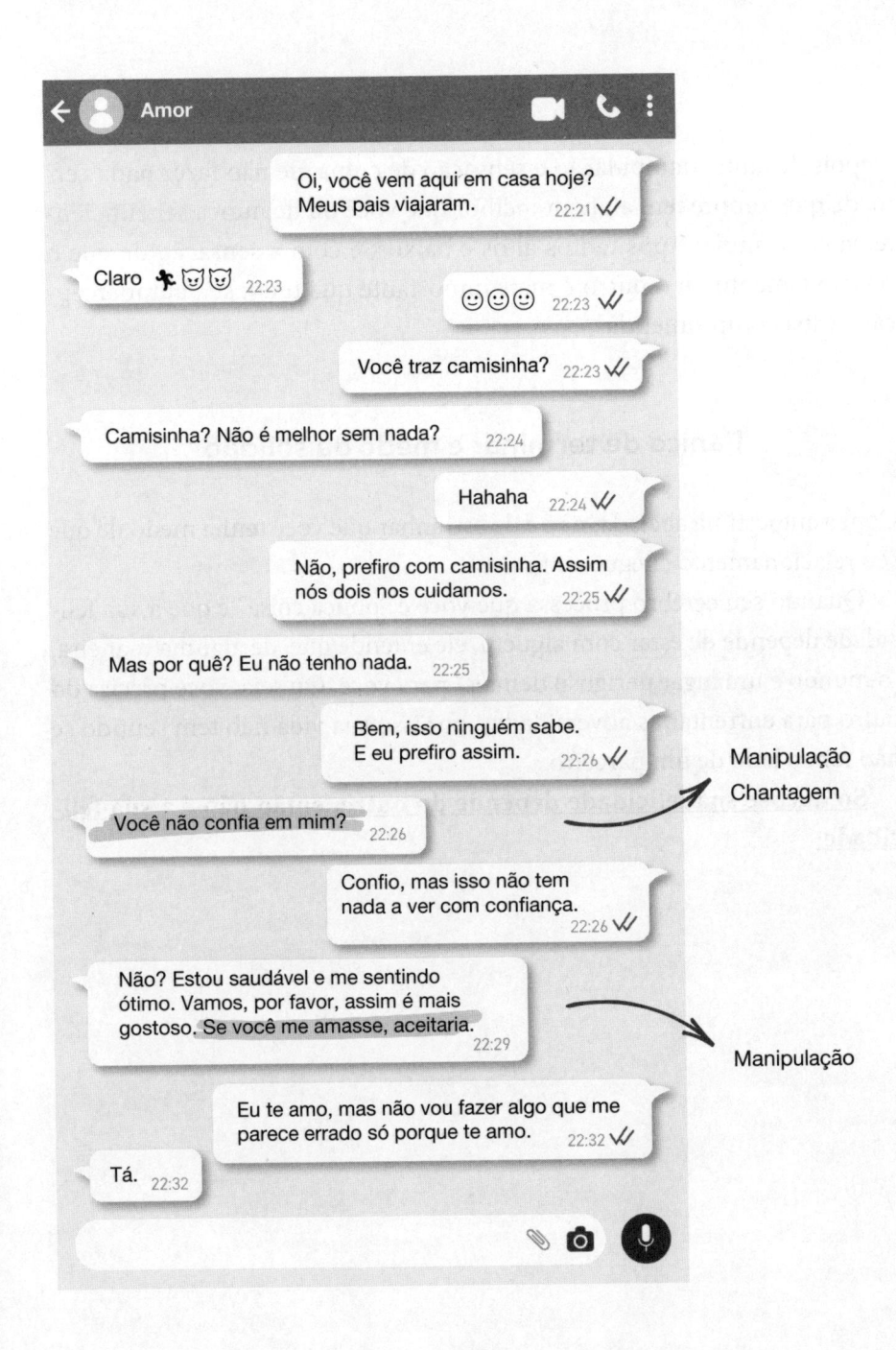

> Oi, você vem aqui em casa hoje? Meus pais viajaram. 22:21

Claro 🏃🐱🐱 22:23

> 😊😊😊 22:23

> Você traz camisinha? 22:23

Camisinha? Não é melhor sem nada? 22:24

> Hahaha 22:24

> Não, prefiro com camisinha. Assim nós dois nos cuidamos. 22:25

Mas por quê? Eu não tenho nada. 22:25

> Bem, isso ninguém sabe. E eu prefiro assim. 22:26 → **Manipulação / Chantagem**

Você não confia em mim? 22:26

> Confio, mas isso não tem nada a ver com confiança. 22:26

Não? Estou saudável e me sentindo ótimo. Vamos, por favor, assim é mais gostoso. Se você me amasse, aceitaria. 22:29 → **Manipulação**

> Eu te amo, mas não vou fazer algo que me parece errado só porque te amo. 22:32

Tá. 22:32

Baixa autoestima

Depois de tanta manipulação e sensação de culpa, de não fazer nada certo, de que sempre tem alguém melhor que você ou de nunca ser suficiente, você se anula. Após tantos altos e baixos, e com a sensação de que o relacionamento ou o outro é mais importante que tudo, sua autopercepção acaba comprometida.

Pânico de terminar e medo da solidão

Com a autoestima abalada, não é de estranhar que você tenha medo de que seu relacionamento chegue ao fim.

Quando seu cérebro processa que você é "pouca coisa" e que a sua felicidade depende de estar com alguém, ele entende que, de alguma maneira, "o mundo é um lugar perigoso demais" para você. Ou seja, você precisa do outro para enfrentar as adversidades, por isso sua vida não tem sentido se não for ao lado de um parceiro.

Só que, se sua felicidade depende do outro, então não é a sua felicidade.

5

Responsabilidade afetiva

Antes de mergulharmos ainda mais fundo nos relacionamentos dependentes, quero falar sobre um conceito tão importante quanto pouco compreendido: a responsabilidade afetiva.

Quando falamos de **responsabilidade afetiva**, nos referimos a ter consciência de que tudo o que dizemos e fazemos (ou de que o que não dizemos nem fazemos) gera impacto nos demais. Em um relacionamento amoroso, ter responsabilidade afetiva significa respeitar as próprias necessidades e emoções e também as do outro. E isso desde o momento em que existe um vínculo. Assim, esse conceito deve estar em prática em qualquer relação (incluindo com amigos e familiares) desde o princípio, pois, embora oficialmente vocês não sejam "nada" (não sejam namorados), <u>se há qualquer intenção de aprofundar a intimidade, há responsabilidade afetiva.</u>

O que é responsabilidade afetiva:

- Falar dos próprios sentimentos, respeitando os do outro.
- Praticar a assertividade e a empatia.
- Deixar claras as intenções e as expectativas sobre o relacionamento.
- Trabalhar uma boa comunicação.
- Falar sobre o que o incomoda.

- Negociar limites no relacionamento e respeitá-los.
- Firmar acordos e mudá-los conforme o relacionamento evolui.
- Cuidar um do outro.
- Entender que nossas ações afetam o outro.
- Validar as emoções do outro.
- Priorizar consentimento e consenso nas relações sexuais.

O que não é responsabilidade afetiva:

- Responsabilizar-se pelas emoções do outro.
- Ocultar do outro informações importantes sobre nossos sentimentos.
- Invalidar as emoções do outro.
- Não respeitar os limites negociados ou não entender que as pessoas podem mudar de opinião com o passar do tempo e com a evolução do relacionamento.
- Ter comportamentos que possam iludir o outro quando não temos intenção de aprofundar o relacionamento.
- Culpar o parceiro pelo que você sente.
- Esperar que, sem comunicação, o outro adivinhe suas emoções ou pensamentos.
- Fazer ghosting. Por exemplo: "Eu marquei com ele no fim de semana, mas, como não somos namorados, deixei para lá, não disse nada."

Princípio de equidade. Não é um problema se de vez em quando nos preocupamos mais com o outro do que conosco, como nos casos em que o parceiro ou parceira esteja passando por problemas emocionais ou sentindo algum mal-estar. Só não é saudável que a balança esteja sempre mais inclinada para um lado, pois teríamos que viver pelo outro.

A sinceridade e o sincericídio

Embora eu tenha dito que a responsabilidade afetiva envolve ser sincero com o outro no que diz respeito aos nossos sentimentos, vale ressaltar que em um relacionamento nem tudo é admissível. Por isso, faço uma distinção entre dois conceitos: a sinceridade e o sincericídio.

Sinceridade é...

- Filtrar informações na hora de se comunicar.
- Saber que, às vezes, não é preciso dizer o que pensa.
- Comunicar-se de maneira assertiva.
- Agir de forma ética.
- Manter uma conduta reflexiva.
- Entender que existem pontos de vista diferentes.
- Expressar sua opinião no momento adequado.
- Agir com prudência.
- Usar palavras que não magoam.

Sincericídio é...

- Manter uma conduta motivada pelos impulsos.
- Comunicar-se de maneira agressiva.
- Confundir opinião com verdade.
- Acreditar que sua opinião é uma verdade absoluta.
- Não se importar em prejudicar ou magoar os demais.
- Considerar que sua atitude é muito honesta, pois fala tudo na cara.
- Dizer as coisas sem filtro.
- Não medir o impacto das palavras.
- Dizer sempre o que pensa, sem medir as consequências.

Ser sincero é ser coerente com a responsabilidade afetiva. Ser sincericida, não.

Para ficar ainda mais claro, vou propor um exemplo do que considero ser sincero e ser sincericida em um relacionamento.

Você é sincero quando:

- Está com o seu par, mas sente algo por outra pessoa e revela isso para o parceiro.
- Quer terminar o relacionamento e se senta para conversar sobre isso com o outro.
- Está chateado com o outro e comenta isso com ele, sempre com calma e respeito.
- Um amor do passado o procura pelas redes sociais depois de muito tempo e você quer muito ver essa pessoa, embora não sinta nada por ela, mas comenta com seu companheiro, pois ele poderia se chatear.

Você é sincericida quando:

- Está conversando sobre o passado com seu companheiro e faz comentários sobre os detalhes sexuais do que fazia na intimidade com outras pessoas, sob o pretexto de que ele passe a conhecê-lo melhor sexualmente.

    Por que isso é ser sincericida? Porque não há necessidade desse tipo de comentário. Não é preciso contar em detalhes suas experiências sexuais anteriores para que o outro o conheça. Você pode falar do que gosta sem precisar dizer com quem fazia o que, nem quando, nem por quê.

- Quer terminar o relacionamento, então envia uma mensagem ao companheiro e diz, claramente, que quer tirar esse peso dos ombros.

Por que isso é ser sincericida? Porque temas importantes e que afetam outras pessoas não devem ser discutidos por mensagem, pois isso é muito impessoal e dá a sensação de despreocupação total com o assunto e com a pessoa envolvida. Além disso, pode abrir caminho a interpretações equivocadas. Terminar um relacionamento, mesmo que seja difícil, não é como sair para comprar pão. Não é uma atividade diária de uma lista de tarefas que vamos ticando. Devemos dedicar um tempo e um espaço para sermos justos com nós mesmos e com o outro.

- Você se irrita com o outro e, sem nenhum tipo de filtro, expõe sua verdade porque você é sincero. Se o outro gostar, bem; se não, amém. E é assim.

    Por que isso é ser sincericida? Porque você não é o dono da verdade. Não se trata apenas de soltar o que pensa ditando regras para que todos aplaudam. Sua verdade não é única e absoluta.

- Um amor do passado procura você nas redes sociais depois de muito tempo. Ainda que não dê a mínima para essa pessoa, você conta tudo para seu namorado.

    Por que isso é ser sincericida? Porque, se não for de extrema importância para você ou para o relacionamento, é uma informação que não tem serventia na relação atual. Se você comunicá-la, poderá causar mais prejuízos que benefícios (por exemplo, o outro pode ficar com a cabeça cheia de besteiras sem a menor necessidade).

- Você relata a seu companheiro suas fantasias sexuais com pessoas que conhece.

    Por que isso é ser sincericida? Porque seu parceiro não precisa conhecer todas as suas fantasias sexuais, muito menos se elas envolvem pessoas que você conhece. Isso poderia gerar uma insegurança desnecessária. Alguns casais compartilham fantasias sexuais, mas, para chegar a esse ponto, não precisa de nenhum arroubo de sinceridade (ou sincericídio, na verdade).

6

Abuso emocional

Abuso emocional são maus-tratos psicológicos que podem começar da maneira mais sutil possível. Além disso, é algo tão normalizado que, na maior parte das vezes, não o percebemos ou, caso o apontemos, somos desacreditados perante familiares ou amigos que insistem em dizer que aquilo, na verdade, é amor.

Essa romantização do abuso emocional pode abrir caminho para a agressão física ou facilitar sua ocorrência. Porém, mesmo que não se chegue a esse extremo, sabemos que as consequências do abuso emocional podem ser terríveis por conta das feridas psicológicas que deixam.

A seguir, vou explicar cada um dos comportamentos considerados abusivos em um relacionamento. Minha intenção é que você aprenda a identificá-los no seu dia a dia, de maneira que entenda o que está acontecendo e, assim, reaja e faça o que julgar necessário.

Lei do gelo

Chamamos de lei do gelo todos os comportamentos que têm por objetivo ignorar o outro. É a forma de abuso emocional mais passivo-agressiva que existe.

Essa lei impera quando um dos membros do casal interpreta que o outro fez algo "errado", fica irritado e, em vez de conversar sobre o assunto, ignora o parceiro, atuando com frieza, distanciamento emocional e falta de empatia. É como se "castigasse" o companheiro com o silêncio.

Amor

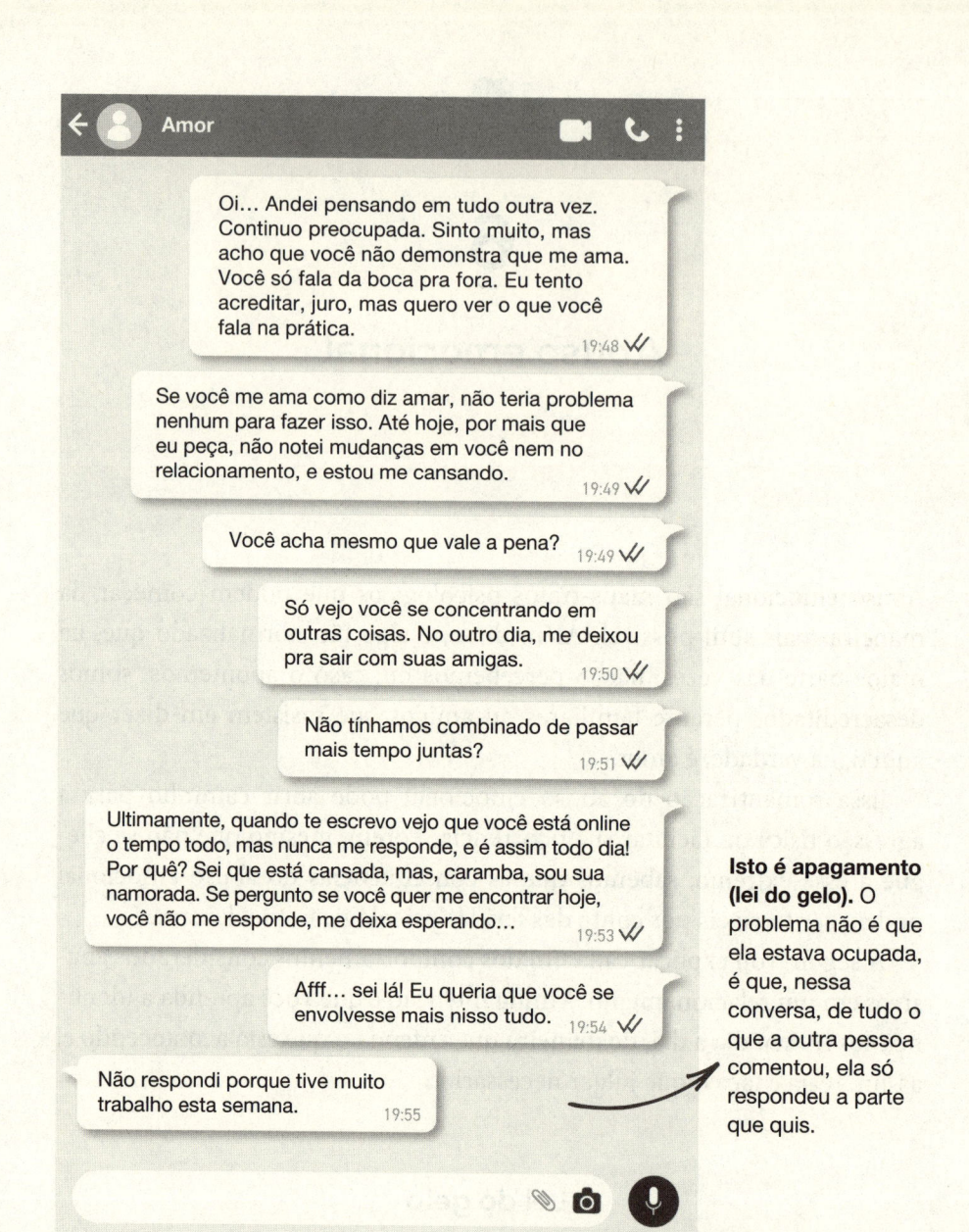

> Oi... Andei pensando em tudo outra vez. Continuo preocupada. Sinto muito, mas acho que você não demonstra que me ama. Você só fala da boca pra fora. Eu tento acreditar, juro, mas quero ver o que você fala na prática. 19:48

> Se você me ama como diz amar, não teria problema nenhum para fazer isso. Até hoje, por mais que eu peça, não notei mudanças em você nem no relacionamento, e estou me cansando. 19:49

> Você acha mesmo que vale a pena? 19:49

> Só vejo você se concentrando em outras coisas. No outro dia, me deixou pra sair com suas amigas. 19:50

> Não tínhamos combinado de passar mais tempo juntas? 19:51

> Ultimamente, quando te escrevo vejo que você está online o tempo todo, mas nunca me responde, e é assim todo dia! Por quê? Sei que está cansada, mas, caramba, sou sua namorada. Se pergunto se você quer me encontrar hoje, você não me responde, me deixa esperando... 19:53

> Afff... sei lá! Eu queria que você se envolvesse mais nisso tudo. 19:54

> Não respondi porque tive muito trabalho esta semana. 19:55

Isto é apagamento (lei do gelo). O problema não é que ela estava ocupada, é que, nessa conversa, de tudo o que a outra pessoa comentou, ela só respondeu a parte que quis.

Exemplos de lei do gelo:

- Parar de responder às mensagens.
- Não levar em consideração o que o outro diz.

- Ignorar os pedidos e as necessidades do parceiro.
- Fingir que não escuta.
- Não responder às perguntas, ou responder com monossílabos.
- Fingir que o outro é invisível.
- Evitar contato físico e visual.
- Mostrar desinteresse pelo que o outro faz ou diz.
- Não aparecer em eventos sociais ou desmarcar planos.
- Não demonstrar afeto e ignorar, conscientemente, a expressão emocional de dor ou sofrimento do outro.

Chamamos de *apagamento* esse comportamento típico da lei do gelo. Trata-se de ignorar as mensagens ou condutas que não geram interesse.

No exemplo exposto, vemos como a pessoa deixa todas as questões de lado e só reage à queixa de não ter respondido às mensagens de WhatsApp. Isso pode fazer o outro perder a paciência, se sentir incompreendido e/ou frustrado. A pessoa que responde dessa maneira, ignorando o restante da conversa, busca apenas justificar seu sumiço com um argumento difícil de ser rebatido e facilmente defensável por quem o emite. "Como você não entende que eu estava ocupada? Eu tenho o direito de ter uma vida! Não me pressione." É claro que esse, como você deve ter notado, não é o foco do problema. Porém a receptora da mensagem poderia pensar algo como: "Nossa, é verdade, você tem o direito de ter uma vida. Talvez eu seja uma chata. Mas continuo me sentindo mal por todo o resto." Pronto, manipulação feita. Essa história poderia continuar com a emissora da mensagem irritada e incompreendida, repetindo, de maneira agressiva, tudo o que não foi respondido, com a receptora da mensagem invalidando a irritação com frases tipo "não é para tanto", ou tachando-a de exagerada ou louca por conta da maneira como se comunica. Mais à frente, vamos dar nome a essa forma de manipulação e a veremos em detalhes.

Quem faz o apagamento do outro talvez se comporte assim por considerar que a mensagem que está ignorando não tem importância alguma, ou porque não tem recursos ou argumentos para responder e prefere evitar o mal-estar não respondendo o que o outro espera. O objetivo final é que o comportamento desagradável do outro desapareça.

As **consequências** são terríveis.

Para o relacionamento:

- Diminuição da capacidade de resolução de conflitos.
- Enraizamento dos problemas não discutidos.
- Empobrecimento da comunicação existente.
- Esta situação pode ajudar a desenvolver um vínculo de dependência emocional, pois a lei do gelo pode ser considerada um castigo (tipo a história "de morde e assopra" ou a do "reforço intermitente").

Para a vítima:

- Incerteza, estresse, ansiedade, tristeza.
- Baixa autoestima ou insegurança. Provavelmente ela se perguntará o que aconteceu ou o que fez de errado.
- Sensação de que alguma coisa está fora do lugar. Como o outro não diz nada, é impossível enfrentar a situação ou esclarecer o que está acontecendo.
- Preocupação constante (o que, você sabe, aumenta a probabilidade de codependência).
- Paralisação da capacidade de tocar a própria vida ou de evitar comportamentos anteriores por medo de que o outro se irrite.

Aqui, tenho muito que contribuir a nível pessoal.

O relacionamento em que mais me aplicaram a lei do gelo foi o que mantive com Arturo. Eu aprendi o que dizer ou não dizer com base no que ele não gostava de ouvir, deixando de ser assertiva. E eu não podia dizer certas coisas, comentar sobre determinados temas nem mencioná-los. Aprendi graças a "tentativa e erro". Sempre que eu respondia a algo que me desagradava, ele desaparecia do mapa. Ou ignorava meu comentário e mudava de assunto, ou fazia **ghosting** e passava dias desaparecido.

Ghosting é a prática de cortar a comunicação ou o contato, sem qualquer aviso prévio, com um parceiro, amigo ou outra pessoa com a qual se tenha responsabilidade afetiva. Também é conhecido como deixar "visualizado" ou simplesmente "ignorar o outro". Arturo me ignorava. Estou falando sério. Certa vez, cheguei a contar até três semanas inteiras. Era o castigo que ele me infligia por eu ter tocado em algum assunto incômodo ou por ter feito algo que, para ele, não era certo.

Lembra do que falei sobre não assumir a responsabilidade pelas emoções do outro? Era exatamente isso que eu fazia. Eu não cumpria o princípio de equidade da responsabilidade afetiva. Vivia por ele e para ele. Se Arturo não gostava de alguma coisa, eu não fazia, para não sofrer o castigo de ficar longe dele. Por outro lado, quando via que ele gostava de algo que eu ou outra pessoa fizesse ou dissesse, eu repetia aquilo para receber sua aprovação. E assim fui modificando meu comportamento.

O ghosting é uma conduta passivo-agressiva com a qual se demonstra que a pessoa não está cumprindo com a responsabilidade afetiva correspondente ao relacionamento que tem, seja ele qual for. É uma total falta de respeito.

Por que uma pessoa pode desaparecer de propósito e do nada? Poderíamos levantar diversas causas possíveis, como:

- Porque **tem medo do compromisso** (talvez entenda o compromisso ou o relacionamento de maneira muito disfuncional, como uma prisão ou uma situação em que precisa renunciar a sua independência ou viver dando explicações), ou porque tem medo de que lhe causem danos psicológicos caso estabeleça um vínculo de intimidade emocional ou proximidade afetiva (lembre-se: esse é um medo do qual você NÃO poderá salvar seu parceiro, nem com seu carinho nem com seu amor).
- Porque **não entende o conceito de responsabilidade afetiva** ou não sabe explicá-lo.

- **Porque evita o enfrentamento de situações que lhe causam incômodo.**
- E a minha preferida: porque **não tem o menor interesse no relacionamento.** Jamais saberemos qual foi o motivo real.

Na verdade, muito melhor que desaparecer como se a terra o tivesse engolido é dizer algo que deixe claro para o outro que você não tem interesse pelo relacionamento ou que não está a fim de enfrentar determinada situação.

Aqui deixo alguns exemplos de frases que podem ser ditas em vez de praticar ghosting:

- Gostei muito de te conhecer, mas, depois que saímos juntos, pensei melhor e acho que queremos coisas diferentes. Por isso eu queria me concentrar em continuar buscando alguém com quem acho que poderia ter algo a mais.
- Sinto que não temos muito a ver e queria investir meu tempo tentando conhecer alguém com quem eu combine mais.
- Não acho que, no futuro, poderíamos ser um casal, mas você é muito legal, e se quiser podemos ser amigos e combinar de tomar um drinque de vez em quando, se os dois estiverem bem para isso. O que acha?
- Você é incrível, mas acho que enxergamos a vida de maneira diferente. Então é melhor não nos encontrarmos mais. Desejo o melhor para você.
- Acho que estou em busca de algo menos sério, por isso pensei que seria melhor não nos vermos mais. Caso contrário, poderíamos nos magoar mesmo sem querer.
- Eu não parei de pensar na nossa relação e acho melhor cada um seguir um caminho diferente.
- Acho que estou em busca de algo *mais* sério, por isso pensei que seria melhor não nos encontrarmos mais. Caso contrário, poderíamos nos magoar mesmo sem querer.

- Quero te dizer algo importante: gostei muito de te encontrar esses dias, mas conheci outra pessoa e queria focar nesse relacionamento.

Fazendo isso, evitamos que o outro sofra os típicos **efeitos** do ghosting:

- Viver constantemente "checando" se o outro respondeu.
- Ficar ruminando sobre "o que pode ter feito de errado" que levou o outro a desaparecer.
- Perder a confiança em si mesmo.
- Baixa autoestima.
- Dependência emocional.
- Ansiedade.
- Duvidar de si mesmo e comparar-se com os outros.

E se a pessoa a quem dirigimos essas frases não respeitar o limite que pedimos?

Se você decide terminar com seu companheiro, seu amigo colorido ou com alguém com quem começava a ter certo grau de intimidade e essa pessoa não respeita esse limite, por mais irônico que pareça a única solução é desaparecer. Nesse caso, bloquear ou não manter contato não pode ser considerado ghosting. Os relacionamentos amorosos não podem ser mantidos por coação ou manipulação, eles devem ser livres. Assim, por sua própria natureza, duas pessoas não continuam juntas se uma delas não quer, e, se não há relacionamento, não há responsabilidade afetiva.

Portanto, só podemos falar de ghosting quando há um vínculo de maior ou menor grau de intimidade entre duas pessoas e uma delas desaparece sem explicações.

Afinal, após a separação, não existe vínculo. E, se não existe vínculo, não existe responsabilidade afetiva para com o outro, por isso não cabe falar em desaparecimento, só em término.

O que fazer se você for vítima de ghosting?

- Se só aconteceu uma vez, eu sou partidária de conversar sobre isso com tranquilidade e compreensão. Ninguém nasce sabendo e todos podem cometer erros.
- Se voltar a acontecer, recomendo que você analise se esse relacionamento vale a pena. Para valer a pena, não basta que os momentos bons sejam muito bons, pois isso acontece em todo relacionamento. O importante é que a balança de custos e benefícios penda mais para o lado dos benefícios.

A regra das 24 horas

Em uma discussão, algumas pessoas precisam "desaparecer". Isso em si não é um problema, desde que se cumpram algumas condições.

Se você é uma daquelas pessoas que se sentem bloqueadas durante um conflito ou que não conseguem conter os impulsos com facilidade, esta regra é para você. Quando sentir que está ficando sobrecarregado ou que vai se descontrolar diante de uma situação complicada, tente esperar para responder. A única regra é que não passe de 24 horas. Até lá, tente relaxar.

Se o conflito for com alguém próximo, avise que você precisa de um tempo específico para poder conversar com tranquilidade, evitando que o outro fique esperando, mergulhado na incerteza ou sentindo que você não dá a mínima. Isso é importante para que ele não sofra as consequências da lei do gelo e não pense ser vítima de ghosting.

Manipulação

A manipulação é uma forma de controle e chantagem emocional cujo objetivo é fazer com que a vítima, sem perceber, pense, sinta ou atue como o manipulador deseja.

Amor

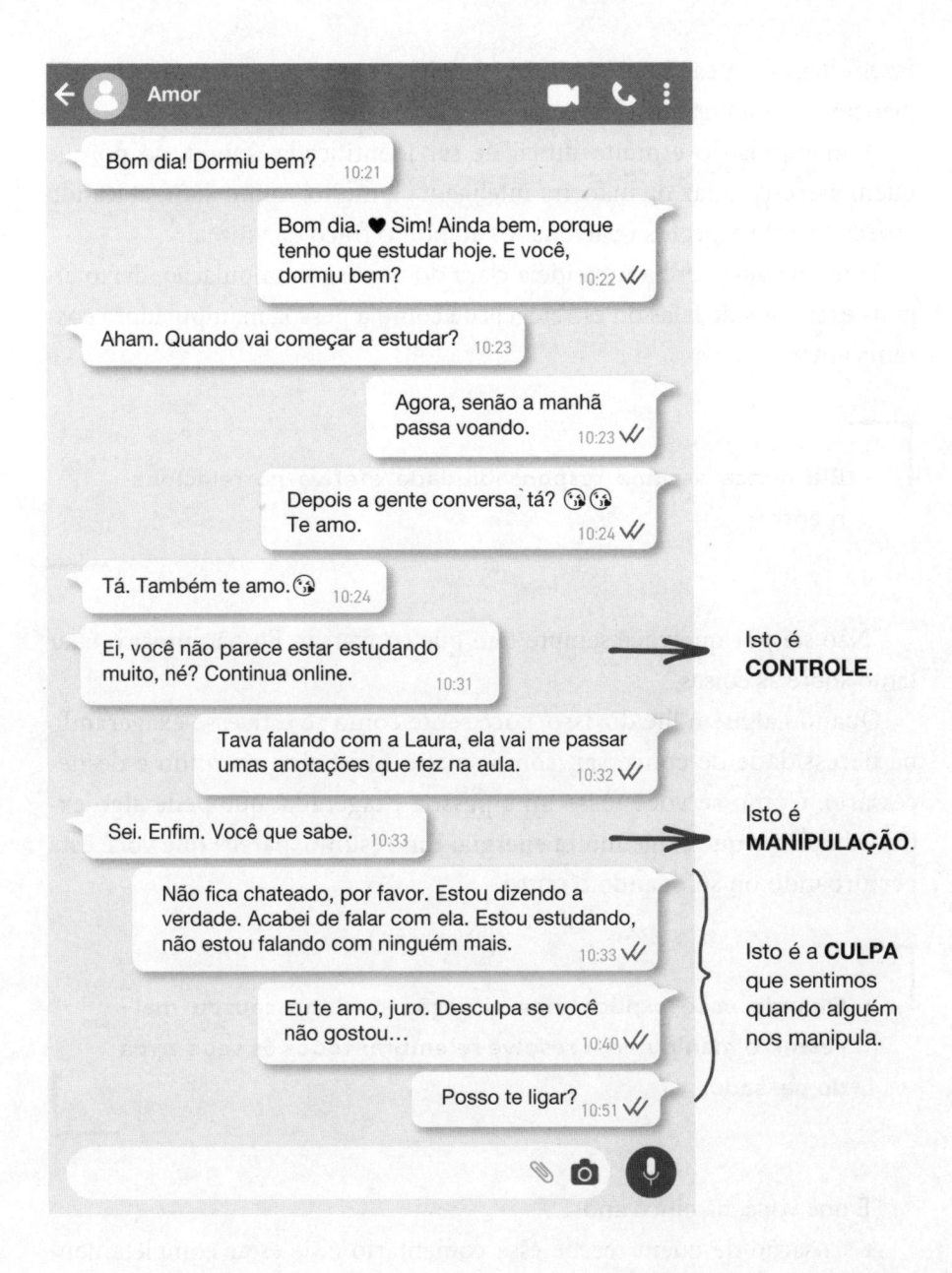

> Bom dia! Dormiu bem? 10:21

Bom dia. ♥ Sim! Ainda bem, porque tenho que estudar hoje. E você, dormiu bem? 10:22

> Aham. Quando vai começar a estudar? 10:23

Agora, senão a manhã passa voando. 10:23

Depois a gente conversa, tá? 😘😘 Te amo. 10:24

> Tá. Também te amo. 😘 10:24

> Ei, você não parece estar estudando muito, né? Continua online. 10:31 → Isto é **CONTROLE**.

Tava falando com a Laura, ela vai me passar umas anotações que fez na aula. 10:32

> Sei. Enfim. Você que sabe. 10:33 → Isto é **MANIPULAÇÃO**.

Não fica chateado, por favor. Estou dizendo a verdade. Acabei de falar com ela. Estou estudando, não estou falando com ninguém mais. 10:33

Eu te amo, juro. Desculpa se você não gostou... 10:40

Posso te ligar? 10:51

} Isto é a **CULPA** que sentimos quando alguém nos manipula.

Quem manipula procura sobretudo anular a capacidade de crítica ou autocrítica baseando-se em estratégias de persuasão ou sugestão, conscientemente ou não. Eu gosto de reforçar isso porque algumas pessoas manipulam sem ter consciência de que estão manipulando, enquanto outras o fazem bem cientes disso. A vítima, infelizmente, nunca está consciente a princípio (a menos que conheça as estratégias de manipulação).

A manipulação é muito difícil de ser identificada, sobretudo porque quem a exerce o faz de maneira inteligente e muito, muito sutil, atacando especialmente aspectos relacionados ao ponto fraco da vítima.

Para que você tenha uma ideia clara do que é a manipulação, deixo alguns exemplos de falas ou estratégias de como a pessoa manipuladora costuma atuar:

- **Ela nunca assume responsabilidade afetiva no relacionamento.**

"Não sei por que você sempre tem que conversar. Eu não preciso falar tanto sobre as coisas."

Quando alguém lhe diz isso, você sente como se estivesse exagerando na necessidade de conversar, como se isso fosse algo estranho e desnecessário. Como se você fosse uma pessoa exagerada, que pede algo extraordinário e que exige muita energia. Em resumo, parece que você está perturbando ou sufocando o outro.

- **Quando você explica uma situação que lhe causou mal-estar, o manipulador resolve relembrar todos os seus erros do passado.**

"É que você, há cinco anos…"

A sensação de quem recebe esse comentário é de estar completamente indefeso. Não importa o que acontecer, sempre haverá uma mancha no seu currículo, algo aparentemente imperdoável para o outro, que usará isso como arma quando você emitir uma crítica sobre a conduta dele. É como se a pessoa que lhe disse isso, na verdade, estivesse dizendo: "Sua crítica não vale. Olha, o que você fez foi muito pior. Na verdade, a vítima aqui sou eu."

- Quando você não cede ao que o outro quer, ele se comporta de maneira distante (lei do gelo).
- Essa pessoa o faz se sentir culpado em cada conflito ou discussão e sempre arruma um jeito de reverter a situação.

"– Não gostei de você ter dito ou feito tal coisa.
– E você acha legal me dizer isso no carro?"

Isso é manipulação, porque o que importa não é que a queixa tenha sido feita no carro. A pessoa manipuladora está revertendo a situação para que o mais importante na conversa seja o "erro" que a vítima cometeu ao fazer uma crítica fora de hora e para que ela se sinta culpada por isso. Ou seja, o manipulador pretende alterar o foco de atenção de algo importante (e sobre o que provavelmente tem responsabilidade) para outro aspecto irrelevante, como ter puxado o assunto no carro.

- Ela menospreza ou humilha você e depois diz que foi "brincadeira".

"Hahaha, você parece uma toupeira com esses óculos", era o que meu primeiro namorado me dizia. Eu sempre tive grau alto (herança do meu pai) e sempre usei, quando estava em casa ou sem lentes de contato, os famigerados "óculos fundo de garrafa". Caso você não saiba, eles deixam os olhos parecendo duas bolinhas de gude.

Como se já não me bastasse o martírio de ter que usá-los, ainda por cima a pessoa que eu amava me fazia essa ofensa em tom de brincadeira. Embora eu lhe dissesse que essa "brincadeira" não era nada engraçada e que eu me sentia mal quando ouvia, ele sempre repetia a mesma história, afinal não tinha o menor pudor em me humilhar. Como consequência, parei de usar óculos na frente dele, embora isso me deixasse sem enxergar direito ou cansasse meus olhos por causa das lentes.

Droga! Você nem imagina quanto dói reviver essas lembranças e contá-las neste contexto específico, após já ter analisado todas elas.

Amor

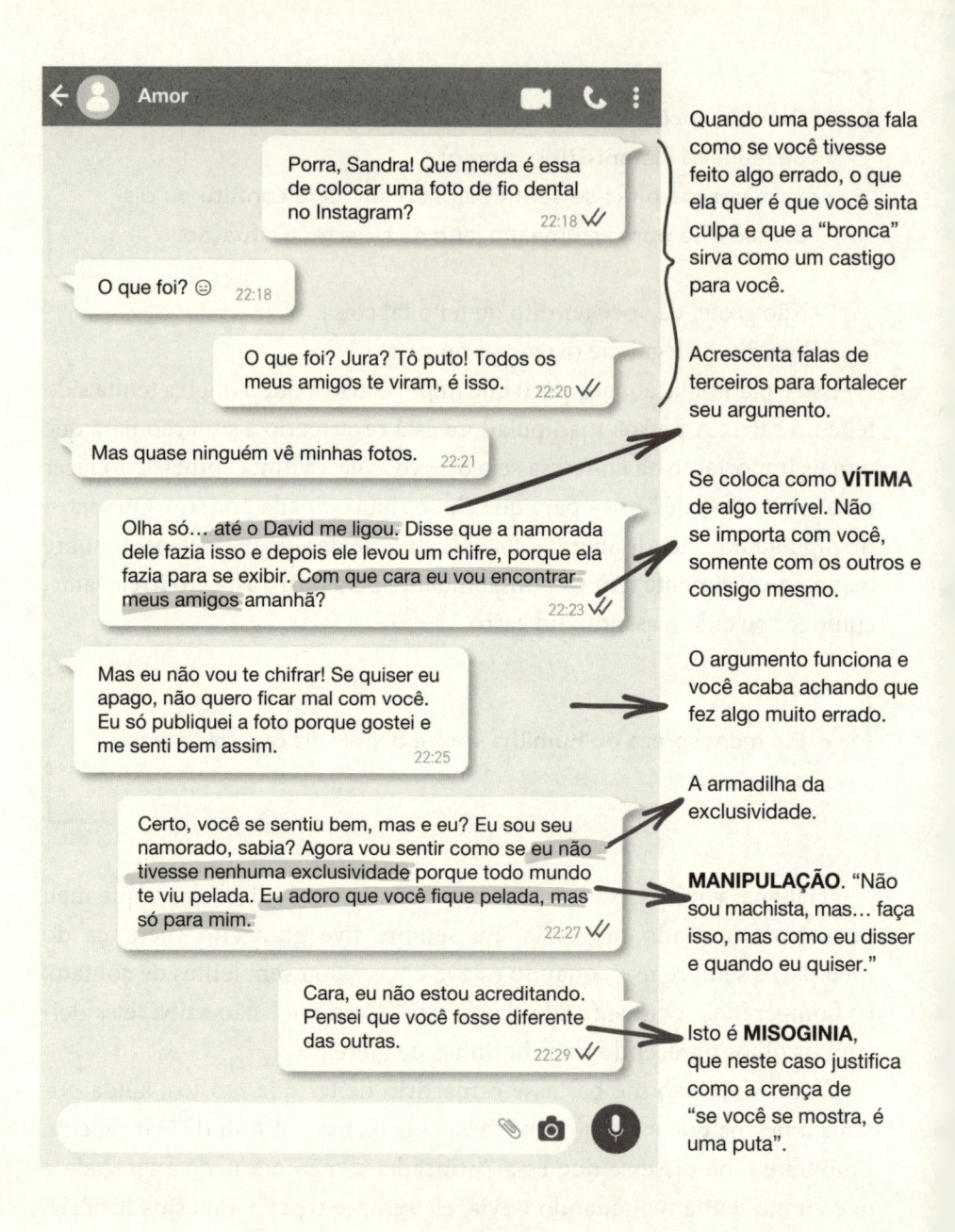

> Porra, Sandra! Que merda é essa de colocar uma foto de fio dental no Instagram? 22:18

O que foi? 😊 22:18

> O que foi? Jura? Tô puto! Todos os meus amigos te viram, é isso. 22:20

Mas quase ninguém vê minhas fotos. 22:21

> Olha só... até o David me ligou. Disse que a namorada dele fazia isso e depois ele levou um chifre, porque ela fazia para se exibir. Com que cara eu vou encontrar meus amigos amanhã? 22:23

Mas eu não vou te chifrar! Se quiser eu apago, não quero ficar mal com você. Eu só publiquei a foto porque gostei e me senti bem assim. 22:25

> Certo, você se sentiu bem, mas e eu? Eu sou seu namorado, sabia? Agora vou sentir como se eu não tivesse nenhuma exclusividade porque todo mundo te viu pelada. Eu adoro que você fique pelada, mas só para mim. 22:27

> Cara, eu não estou acreditando. Pensei que você fosse diferente das outras. 22:29

Quando uma pessoa fala como se você tivesse feito algo errado, o que ela quer é que você sinta culpa e que a "bronca" sirva como um castigo para você.

Acrescenta falas de terceiros para fortalecer seu argumento.

Se coloca como **VÍTIMA** de algo terrível. Não se importa com você, somente com os outros e consigo mesmo.

O argumento funciona e você acaba achando que fez algo muito errado.

A armadilha da exclusividade.

MANIPULAÇÃO. "Não sou machista, mas... faça isso, mas como eu disser e quando eu quiser."

Isto é **MISOGINIA**, que neste caso justifica como a crença de "se você se mostra, é uma puta".

- A pessoa manipuladora costuma justificar seu comportamento ou sua opinião aludindo a terceiros.

"Não sou só eu que penso assim."
Como se a opinião dos outros fosse uma verdade absoluta! A única coisa que o manipulador pretende ao fazer isso é gerar mais pressão. E esse "não sou só eu que penso assim" faz referência aos amigos dele, pessoas que só tiveram acesso à versão do manipulador e que, sem dúvida, acabarão compartilhando sua forma de pensar, afinal, são próximos dele.

- Quer que você fique com "pena", então usa o vitimismo.

"Eu percebi que devo mudar. Não sei manter um relacionamento. Sinto muito. Você precisa me ajudar." (Lembre-se da conversa de WhatsApp da página 60).

- Usa seus pontos fracos ou inseguranças contra você.

"Tem certeza de que vai usar essa saia, mesmo sabendo que todo mundo vai ver essas coxas que você odeia?"
"Se continuar assim, vai acabar sozinha."
Se quem lhe diz isso conhece suas inseguranças e pontos fracos e os usa contra você, essa pessoa está manipulando-o. Quem não se sentiria mal se, ao usar saia, ouvisse esse tipo de comentário? Quem escolheria se vestir assim se escutasse, da boca de alguém em quem confia, que suas coxas, motivo de insegurança quanto à aparência, ficarão em evidência? Há quem pense que certas pessoas não se deixam manipular, mas o problema não é deixar-se manipular ou não, e sim que, se você desconhece as táticas dos manipuladores, você vira imediatamente vítima sem perceber e sem ter

a oportunidade de decidir se quer ou não ser manipulada. É aí que mora o perigo.

- A pessoa o ameaça de maneira sutil.

"Jura que vai sair de casa com essa roupa? Você vai fazer um papel ridículo!"

Quando alguém lhe diz algo assim, está prevendo o pior desfecho para o seu comportamento, mas o que a pessoa realmente quer é que você aja de outra maneira.

- Faz críticas destrutivas disfarçadas entre frases como "eu me preocupo com você".

"Você acha mesmo que isso é o melhor que você pode fazer? Acho que você deveria amadurecer um pouco e parar de pensar que a vida se resume a publicar fotos nas redes sociais. Estou falando isso porque me preocupo com você e quero que abra os olhos."

"Sou muito duro com você porque me preocupo e não quero nunca que você sofra."

- Desqualifica o que você faz usando sarcasmo.

"Você vai estudar ciências? Quem diria."

Tradução: "Como você vai estudar ciências sendo tão burro? Isso é para gente inteligente. Você deveria fazer outra coisa que não gere o risco de crescer mais do que eu profissionalmente."

- Fala de sua roupa chamando de amor o que na verdade é controle.

"Você viu o tanto de gente que fica olhando para o seu decote? Por mim você até pode sair assim. Na verdade, adoro quando você usa decote, fica lindíssima, mas é para se vestir assim só para mim, tá?"

Tradução: "Você só deveria usar o que eu quiser e quando eu quiser."

- Sempre faz você ver, direta ou indiretamente, que existe alguém melhor do que você.

Isso faz com que você se compare. Não importa quem o outro idolatre – um amigo, um ex, um artista da TV –, mas a exaltação é sempre na sua frente, com palavras bonitas para descrever o outro, que além do mais também sempre fez tudo certo.
Preciso lhe dizer que o problema não é idolatrar o outro, mas sim exaltá-lo enquanto vai destruindo a pessoa com quem está junto.
Então lembre: para a pessoa errada, você nunca será suficiente.
Isso nos leva ao conceito de **ex fantasma**.
Ex fantasma é o parceiro que veio antes de você. E atenção: não é um ex qualquer, mas sim a pessoa perfeita sob o ponto de vista de quem está com você, que considera o ex inteligente, paciente, do bem, elegante, trabalhador... É o parceiro com quem ele mais combinou na vida – ou pelo menos é o que seu companheiro acha, mas na verdade isso é só ilusão.
Alguns indivíduos, ao término de um relacionamento, passam de não dar nenhum valor à pessoa com quem estava a idolatrá-la: "Só ele me entendia, só ele aguentava meus momentos de irritação..."
É importante ressaltar que só se trata de manipulação se quem tem um ex fantasma fala abertamente sobre como aquela pessoa era ideal. Esse ex fantasma também pode ser usado como comportamento de protesto para

gerar ou alimentar ciúme (ciúme retroativo, conceito que vou explicar no próximo capítulo).

O contrário do ex fantasma é o "Todos os meus ex foram babacas" ou "Todas as minhas ex eram loucas".

Essa é uma *red flag* que merece muita atenção. Vamos pensar na lógica dessa frase. Quem diz que todo mundo está louco menos ele, na verdade está se afirmando como uma pessoa sem nenhum problema. E, na hora da verdade, essa pessoa vai fazer de tudo para não assumir responsabilidades nem culpa de nada.

Ao longo dos anos, pude comprovar que há os que manipulam conscientemente e os que o fazem de modo inconsciente. Já vi inclusive algumas pessoas sendo ao mesmo tempo vítima e carrasco em um relacionamento. Por isso, a questão aqui não é sobre mocinhos ou bandidos, mas sim sobre entender a situação, observar, aprender e mudar.

Benching

O *benching*, prática de deixar alguém no "banco de reservas", é outra maneira de violência emocional. Para que você o entenda a partir da perspectiva da parte agressora, funciona assim: não ser claro o suficiente com o parceiro e oscilar constantemente entre a rejeição e o interesse por ele.

Já considerando a perspectiva da vítima, o *benching* pode ser definido quando você passa a ser o plano B ou a segunda opção de alguém.

Quem pratica *benching* o deixa "esperando no banco de reservas", para o caso de o plano A falhar. É só para isso que você serve. Essa pessoa só vai procurá-lo para se divertir enquanto espera pelo plano A. De vez em quando, ela vai puxar papo, mas só para ter a certeza de que você continua ali. Isso a deixará mais segura. Já, para você, **resta se conformar com essas migalhas, a menos que imponha limites.**

Portanto, se já fizeram isso com você, quem o fez não tinha responsabilidade afetiva, não era sincera nem se importava muito com o que você poderia sentir.

E caso perceba que alguém só fala com você de vez em quando, mantendo uma atitude duvidosa, que não marca muitos encontros com você, que desaparece (ghosting) e, dias depois, reaparece do nada, pode acreditar, essa pessoa não se interessa por você, só o quer na reserva.

Gaslighting

Gaslighting é uma forma de abuso emocional cujo objetivo é manipular a percepção da realidade de outra pessoa e fazê-la duvidar da própria sanidade mental. Para que você entenda isso em termos de comportamento, de como começa até o ponto em que pode chegar, vou relatar o que vivi com Mário (nome fictício).

Mário era um rapaz da minha idade que conheci numa noitada. Após essa noite, conversamos pelas redes sociais e nos encontramos duas vezes. Poucas semanas depois de nos conhecermos, ele confessou estar muito apaixonado por mim. E eu, é claro, acreditei. Que motivo ele teria para mentir? Ele também me disse que nunca tinha conhecido alguém como eu, que eu era bonita e inteligente, e que, embora nos conhecêssemos há pouco tempo, ele não duvidava de que eu era a mulher da vida dele.

Nossos encontros eram ótimos, conversávamos todo dia. Ele me fazia me sentir tão especial que nunca imaginei o que estava para acontecer.

O tempo passou e eu seguia com minha vida. Meus estudos, minhas amigas e ele. Então comecei a estranhar alguns comportamentos dele: não estava tão disponível como no início e demorava mais para responder às minhas mensagens. Ele parecia me evitar, mas eu não quis pensar muito nisso e segui em frente com o relacionamento, como se nada de mais estivesse acontecendo. Alguns dias depois, ao ver que ele continuava me ignorando mas não parava de adicionar meninas nas suas redes sociais e interagir com elas, resolvi enfrentar a situação. Falei pra ele que me sentia deixada de lado e que suspeitava que isso acontecia porque ele queria focar em outras pessoas. Compreensiva, eu disse que entendia a situação e que, se ele quisesse, poderíamos terminar nosso relacionamento sem jogar a culpa um no outro.

– Essas meninas são amigas da namorada do Quique. Nós saímos com elas naquele dia e elas nos adicionaram – justificou Mário.

Eu, pensando que Mário me amava e que vivíamos algo especial, não dei muita importância. Enquanto isso, ele começava a demonstrar cada vez menos interesse em mim. Em certas ocasiões, ele fazia de tudo pelo nosso relacionamento, e eu me sentia plena, cheia de amor. No entanto, em outras vezes, ele me deixava totalmente de escanteio, como se eu não existisse. Sempre que ele demonstrava um mínimo de interesse, eu me desdobrava, tentava ser a melhor namorada possível. Minha intenção com isso era fazer com que, caso ele conhecesse alguém, não prestasse atenção nessa pessoa e só quisesse ficar comigo.

– Não me decepcione, hein? – ele me dizia, para piorar a situação, insinuando que eu não deveria fazer nada que o levasse a desconfiar de mim.

Naquela situação, já que em certos dias eu não sabia nada dele, não vi outra alternativa que não fosse fuçar suas redes sociais. Eu sei, não devia ter tomado essa decisão (mais à frente vou explicar o motivo), mas era isso ou morrer de incerteza.

– Mário, você não manda notícias há dias. Está tudo bem?

– Sim, tudo ótimo. É que estou muito enrolado, mas você sabe que eu te amo muito, você é a mulher da minha vida.

E, assim, passei um ano inteiro me contentando com migalhas. Até que um dia o pior aconteceu.

Em um café nas redondezas, uma menina que não me era estranha apareceu na minha frente e disse:

– Oi, você é a namorada do Mário?

– Sou – respondi, tremendo. Mesmo não tendo contato direto com ela, eu sabia quem era. Já tinha visto seu perfil nas redes sociais do Mário.

– Que ótimo. Eu também!

Não sei como não desmaiei na hora! Não acreditava no que estava escutando. Eu nem sabia o que dizer, então ela continuou falando:

– Olha, eu sei que isso é péssimo, mas acho que o Mário está enganando nós duas, e você merece saber a verdade. Quero que você anote meu nome de usuário e senha do Facebook e acesse minha conta. Você tem minha permissão para ler todas as mensagens que ele me enviou enquanto estava com você.

– Tem certeza? – sussurrei, com um fio de voz, diante da pessoa que demonstrava o maior ato de sororidade que uma mulher já me prestou.

Ela pegou na minha mão e disse, firme:

– Certeza absoluta. É o mais justo para nós duas.

Naquele momento, eu não contei a ninguém o que tinha acontecido. Ainda pensava que poderia ser uma brincadeira de mau gosto.

Assim, quando cheguei em casa à tarde, a primeira coisa que fiz foi ligar o computador. Uma enorme angústia tomou conta de mim quando vi os campos "usuário" e "senha" prontos para serem preenchidos. Eu mal conseguia respirar, tinha muito medo do que estava prestes a ver. Como ele fora capaz de mentir para mim daquela maneira?

Inseri os dados que a menina me dera e, bingo!, entrei no perfil dela. "Não pode ser verdade, não pode ser verdade...", eu pensava. Aquilo começava a virar realidade, e algo dentro de mim esperava que os dados que ela me dera fossem falsos.

Então abri as mensagens privadas e achei a conversa com Mário. Meu mundo caiu.

Comecei a ler, uma a uma, todas elas, desde a primeira. Aquelas palavras me atingiram em cheio, como se fossem adagas afiadas.

De repente, calmaria.

Não sei como nem por que, mas meu corpo decidiu parar de sofrer. Talvez por conta do choque do momento (afinal, não me lembro de muita coisa depois disso), mas a sensação foi como se algo dentro de mim tivesse se cansado de sofrer, como se eu tivesse chegado ao meu limite de mal-estar e decidido colocar um ponto-final em tudo, abrindo espaço para o nada. Nada. Era isso que eu sentia. E nada mais me importava.

Pode parecer paradoxal, mas é como se, ao descobrir o que tinha acontecido, a dor fosse tão grande que meu cérebro achou melhor me anestesiar.

A única coisa que consegui fazer, daquele momento até o dia seguinte, foi ficar olhando para o nada enquanto tentava entender tudo. Tal qual uma alma penada, eu andava pra lá e pra cá em casa, perdida em pensamentos. Como eu faria para dizer a ele que tinha visto tudo?

Então, da melhor maneira que pude, fui lhe fazendo perguntas, indiretamente, enquanto tateava o terreno. Ele negava tudo. Não tinha conhecido ninguém, não tinha se encontrado com ninguém, não sabia quem era aquela garota e, é claro, ela o seguia nas redes sociais porque, provavelmente, estaria obcecada por ele. Então eu contei tudo. Cheguei a mostrar capturas de tela com as mensagens. Ele não tinha mais escapatória.

E você acha que ele teve a decência de admitir o que eu via com meus próprios olhos? É claro que não!

A primeira coisa que me disse foi que seu perfil no Facebook havia sido roubado. Vendo que eu ficava cada vez mais irritada, ele argumentou que aquela garota é que vivia atrás dele.

Enfim, minutos mais tarde, ele me confessou que eu tinha razão, que conversava com ela, mas que só fazia isso porque ela o ameaçava, dizendo que contaria tudo para mim, caso não lhe respondesse. Depois falou que se sentia sozinho e que tudo aquilo acontecia por culpa minha.

Para terminar, longe de admitir a realidade e me pedir desculpas, ele me fez crer que se deixara levar pela situação, mas que, na verdade, gostava de mim, que reconhecia ter um problema com seus impulsos e que eu deveria ajudá-lo.

Por incrível que pareça, eu acreditei naquilo por um instante. Meu Deus, como é doloroso reconhecer isso! Agora eu enxergo tão nitidamente... Mas, naquele momento, duvidei da minha sanidade mental. E se ele de fato me amasse e tivesse um problema para controlar seus impulsos, algo que poderia resolver com terapia? Na verdade, hoje acho que essa desculpa teria sido genial... se o resto do relacionamento, uma grande merda, não fosse levado em consideração. Mas eu duvidei, é claro que duvidei; estava muito anulada por todas aquelas vezes que meu critério, segundo ele, "não tinha lógica", afinal ele me amava e nunca faria uma coisa daquelas comigo. Atenção: não porque demonstrava me amar, mas porque dizia me amar. É incrível, mas o meu eu manipulado não enxergava isso com tanta clareza quanto agora.

Já se passou muito tempo desde essa época, mas me lembro de alguns detalhes como se tivessem acontecido ontem.

Voltei a conversar com Ângela. Vamos chamá-la assim, porque essa garota foi como um anjo caído do céu. Ela apareceu do nada e desapareceu logo após me salvar daquela mentira que eu vivia.

– María, eu também achava que ele me amava. Na verdade, eu sabia de você, mas não sabia que era namorada dele. A única referência sua que tinha vinha de um presente seu que encontrei no quarto dele. Quando perguntei o que era aquilo, Mário me disse ter recebido de uma amiga que estava obcecada por ele.

Naquele momento, tudo ficou claro. Mário usara essa mesma desculpa comigo para justificar a existência de outras mulheres. Todas estávamos loucas e obcecadas por ele.

Ele mentia para mim. E você talvez diga: "É óbvio! E como você não via isso?" Não, querido. Uma pessoa manipulada e anulada não enxerga esse tipo de coisa.

Mário, por sua vez, não se deu por vencido. Durante vários meses, continuou me assediando e tentando me convencer de que me amava. No início, conseguiu arrancar certa compreensão da minha parte (distanciar-se é complicado), mas pouco a pouco fui ganhando consciência de suas mentiras e manipulações. Embora, naquele momento, eu não conseguisse nomear o que Mário me fazia – hoje sei que foi um enorme gaslighting –, eu acabei desistindo de ficar com ele.

O gaslighting também pode se dar sob a forma de invalidação emocional. A seguir apresento alguns exemplos de frases que uma pessoa que invalida suas emoções poderia lhe dizer.

Outros exemplos de gaslighting:

- Jura que está chorando por isso?
- Você é muito dramático(a).
- Isso é uma bobagem.
- Não é para tanto.
- Você está se preocupando à toa.
- É sempre assim, você se chateia com tudo.
- Você só sabe reclamar.
- Quem precisa de terapia é você.
- Você não tem motivo para ficar assim.
- Você está louco(a).
- Eu minto porque você se irrita com tudo.

A consequência para a vítima, como já vimos, é a anulação e a humilhação frente os próprios sentimentos e as emoções que surgem em situações de conflito.

Invalidar as emoções é algo que muitas pessoas fazem sem perceber, provavelmente por terem crescido em um ambiente em que isso era normalizado. Em geral, o modo como aprendemos a nos relacionar com os outros e com nós mesmos ao longo da vida, especialmente durante a infância, é como nos relacionaremos com nossos parceiros mais tarde. Agora vou falar sobre **Raul e Jaime**, um casal que atendi no consultório. Eles mantinham um relacionamento saudável, sem vínculo dependente, mas acabamos descobrindo que Jaime invalidava Raul de maneira totalmente inconsciente. Perguntando sobre a vida de Jaime, eu descobri que ele também recebera comentários como os da lista que apresentei anteriormente, ao longo de toda a sua vida, por parte da família, e que normalizara esse tipo de coisa. Raul, por outro lado, identificava muito bem que esse tipo de comentário não era normal e que fazia mal. Por não existir um vínculo dependente nem dinâmicas tóxicas (em relacionamentos com vínculo dependente e dinâmicas tóxicas, não recomendamos terapia de casal, pois a probabilidade de êxito é nula), foi possível fazer uma intervenção.

– O que posso te dizer, María? – comentou Jaime em uma sessão. – Sim, é verdade que Raul parece se irritar com bobagens!

– Claro, mas ele, quando reclama sobre essas coisas, não acha que sejam bobagens. Se ele pensasse assim, não te diria nada. O que vai acontecer com essa dinâmica é que o Raul vai parar de lhe dizer como se sente e você vai acabar sentindo falta disso.

– É verdade. Ele tem me contado cada vez menos coisas, parece que sou obrigado a adivinhar o que ele está pensando. Mas por que ele não fala direito? Eu sempre tenho que correr atrás das informações.

– Jaime, isso não deixa de ser uma consequência do que aconteceu anteriormente. Se ele te conta algumas coisas e você responde da maneira como responde, ele se sente invalidado.

– Você acha?

– Claro que sim. Você gostaria que eu fizesse o mesmo, que te dissesse que este problema sobre o qual falamos é uma bobagem?

– Não, claro que não. Você é minha psicóloga.

– E ele é seu marido.

Após um silêncio, com Jaime pensativo, perguntei:

– Por que não experimenta?

Jaime suspirou e, após mais alguns segundos refletindo em silêncio, finalmente respondeu:

– Vou fazer assim. Agora que você me disse, eu vou fazer desse jeito.

Após vários meses trabalhando muito nas sessões de terapia e em casa, os dois alteraram seus padrões de comportamento e de comunicação. Jaime parou de invalidar as emoções de Raul, que, ao sentir que o parceiro não o julgava, começou a ficar mais confiante e comunicativo, algo de que ele também sentia falta.

Uma das tarefas que dei a Jaime foi praticar diversas maneiras de oferecer feedback ao companheiro sem invalidá-lo. Deixo aqui alguns exemplos para que você exercite, se quiser:

- Eu talvez não compartilhe dessa sua emoção, mas respeito que se sinta assim. Vou me esforçar para te entender.
- Percebi que você está chateado.
- Posso fazer alguma coisa para te ajudar?
- Chore, se precisar.
- O que você está sentindo?
- Eu entendo que isso é importante para você.
- É normal que você se sinta assim.
- Estou te escutando.
- Me dê um abraço e vamos ficar quietinhos. Não sei o que te dizer neste momento porque estou meio travado. Vou preparar um chá e, se você quiser, pode ir me contando com mais detalhes.

Quero deixar claro que histórias como a de Raul e Jaime não são as mais comuns. O que mais vemos nos casos de gaslighting ou invalidação de emoções, lamentavelmente, são casos parecidos com o que aconteceu comigo e Mário.

7

Ciúme

Imagino que, neste ponto, já entendemos perfeitamente que ciúme não é amor. Então, se alguém já tentou enganá-lo com esse papo, é bem provável que fosse alguém com crenças sobre o amor e os relacionamentos dignas da Idade Média. Eu não culpo essa pessoa. Não faz muito tempo foram lançadas obras literárias de grande sucesso, depois adaptadas para o cinema (como *Crepúsculo*, *Cinquenta tons de cinza* ou *After: Para sempre*), que, mais que contar histórias de amor, mostram histórias de abuso, violência e dependência emocional romantizadas. Desse jeito, qualquer um acaba normalizando o amor como posse (quem estiver livre desse pecado que atire a primeira pedra).

Porém, assim como a decepção não é alegria nem a ira é nojo, o ciúme não é amor, pois amor e ciúme são conceitos diferentes e não são nada além de emoções. Por isso, a associação que se faz entre amor e ciúme não tem nenhum sentido em si mesma, mas ainda assim a fazemos na nossa sociedade por conta de arraigadas crenças machistas que relacionam amor com posse.

Eu conheci pessoas que afirmam que sentir ciúme é ruim e outras que acreditam que é bom. Quem tem razão? Ninguém. **<u>O ciúme não é bom nem ruim, é apenas uma emoção. Não existem emoções boas ou ruins.</u>** Tudo depende de como elas são administradas. Se o ciúme controla a relação do casal, então o ruim (ou melhor, disfuncional) é a gestão, a associação feita entre o ciúme e o amor, e a maneira de se relacionar com o outro, não a emoção em si.

O ciúme aparece como resposta a uma situação percebida como ameaça, e é uma emoção secundária, resultante da mistura de raiva e medo, que são emoções primárias (isso quer dizer que, quando sentimos ciúme, também sentimos medo e raiva). Nosso cérebro, em termos de apego (veremos isso em detalhes mais à frente), funciona de maneira muito primária, por isso qualquer estímulo que ele suponha ser uma possível ameaça, ou seja, qualquer coisinha que aumente as probabilidades de uma possível "perda" do outro, será responsável por ativar todas essas emoções. Esse processo, até este ponto, é normal e pode acontecer com qualquer pessoa, por isso **não se culpe se alguma vez sentiu ciúme ou notou que o outro sentiu ciúme de você**. Nada de pânico. Mas, atenção, uma coisa é sentir, outra bem diferente é se deixar levar pelo ciúme e complicar tudo com seu comportamento ou conduta.

Na hora de trabalhar ou administrar o ciúme, devemos avaliar o que consideramos uma ameaça, as percepções e as interpretações feitas de tal situação, sempre com o objetivo de canalizar e modular a emoção de outra maneira, para que a conduta resultante não faça as pessoas envolvidas sofrerem nem acabe sendo disfuncional para o relacionamento. Com isso, o que queremos é evitar comportamentos de controle do outro e o consequente sofrimento de ambas as partes.

Por exemplo, se você descobrir que seu par troca mensagens com uma amiga e não lhe contou nada sobre isso, não crie caso nem arrume confusão à toa. Acalme-se e reflita um pouco sobre o que está acontecendo. Depois, é claro, você poderá comentar com seu parceiro, porque, não se esqueça, o acompanhamento do outro é importantíssimo nesses casos. Porém, se num primeiro momento surgem rios de reclamações entre vocês, é fácil perceber que não existe muita colaboração na gestão do ciúme e da situação, certo? Vamos fazer tudo direitinho.

Para saber administrar as emoções, é imprescindível entender qual é o objetivo de cada uma delas. Lembre-se de que o ciúme vem da ativação da raiva e do medo, duas emoções bem interessantes e que sempre andam juntas. Você não sabia? Quando uma delas é ativada, a outra também é. Sempre. Preste atenção e você vai ver. Caso tenha interesse em se aprofundar nesse tema, que tem a ver com bioquímica, Manuel Hernández Pacheco explica muito bem no livro *Apego y psicopatología: la ansiedad y su origen* [Apego e psicopatologia: A ansiedade e sua origem]. Portanto, se entendermos para que servem o medo e a raiva, entenderemos para que serve o ciúme.

Nós já sabemos, porque eu acabei de lhe contar: nosso cérebro responde de maneira instintiva quando depara com uma possível ameaça. Porém, também sabemos que essas "possíveis ameaças" devem ser tratadas com cuidado, pois a cabeça de cada pessoa, às vezes, enxerga e processa o que quer. E não, isso não tem nada a ver com "estar ruim da cabeça". Eu insisto, isso acontece com todo mundo, mas devemos ser conscientes e racionais sobre o assunto.

Vejamos um exemplo prático de como o ciúme funciona e desse processamento sobre o qual estou falando.

O que você está vendo aqui?

Você tem três segundos para responder.

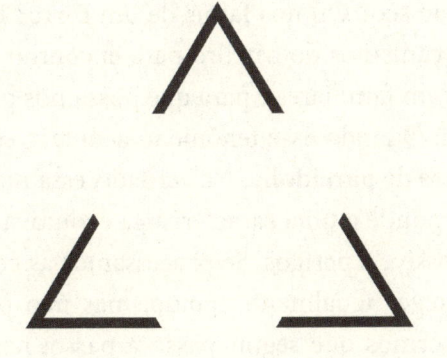

Três. Dois. Um.
Um triângulo, certo? Sei, e se eu te mostrar isso?

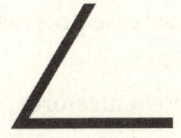

É outro triângulo? É uma parte do triângulo anterior?

E isto?

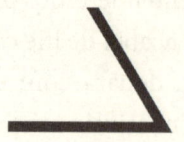

E isto?

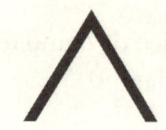

Na verdade, o que estou tentando mostrar são apenas seis linhas dispostas de tal modo que seu cérebro interprete uma forma concreta. Nosso cérebro está preparado para fazer isso. Você nunca enxergou um rosto em uma parede de chapisco? Ou nos faróis de um carro? Bem, essas impressões são puros mecanismos do cérebro para encontrar formas e reuni-las para que nos pareçam familiares e para que possamos processá-las de uma maneira mais fácil. Quando esse fenômeno acontece com as formas geométricas, chamamos de **pareidolia**. Na verdade, essa maneira de processar as informações responde a uma característica evolutiva que ativamos para nos proteger de possíveis perigos. Se processamos as coisas muito rápido, podemos nos proteger igualmente rápido, mas não podemos processar nada rápido se tivermos que seguir passo a passo; nesse caso, é melhor reuni-las em algo conhecido e facilitar o trabalho. É exatamente isso que acontecia, há milhares de anos, com os nossos antepassados, que precisavam enxergar possíveis rostos de predadores entre árvores ou pedras. Não temos mais que lidar com predadores, mas esses resquícios sobrevivem, e as leis da Gestalt podem explicar esse processamento rápido e fácil. Vamos chamá-lo de economia cognitiva.

Portanto, ao ver os desenhos anteriores, seu cérebro certamente disse algo mais ou menos assim: "Seis linhas postas em ângulos de 60 graus de tal modo que me pareça um triângulo? É um triângulo, com certeza. E eu completo as linhas que faltam."

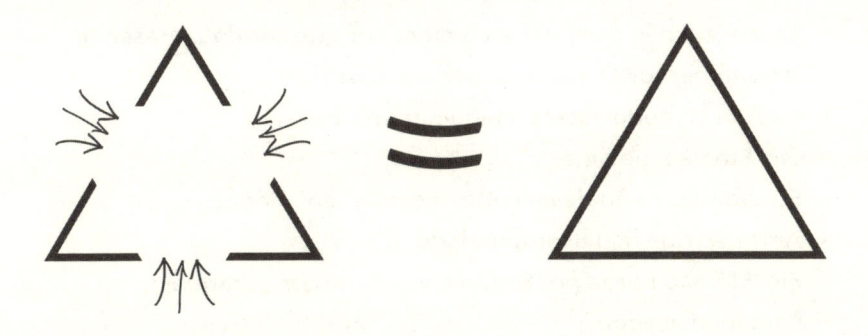

É isto: o nosso cérebro "completa" a informação que falta com o que já tem como base.

Veja este outro exemplo:

"Segnundo um etsudo de uma uinvesriadde inlgesa, não ipmotra a odrem na qual as ltreas seajm esctrias, a úinca cosia ipmporante é que a pirmeira e a útlima ltera esetjam ecsritas na poisção coerrta."

Você conseguiu ler sem problema, certo?

Saiba que a surpresa vem agora.

Esse fenômeno cognitivo, quando acontece com os pensamentos, é chamado de **viés de confirmação**, também conhecido como tendência a favorecer, buscar, interpretar e recordar a informação que confirma crenças prévias, driblando outras alternativas.

Vamos voltar ao exemplo anterior.

Seu parceiro troca mensagens frequentes com uma amiga e não lhe conta nada a respeito. Você descobre porque certo dia, sem querer, vê uma notificação. O que poderia pensar sobre isso?

Se você nunca foi traído e é a primeira vez que isso lhe acontece, seu sistema de alerta talvez nem seja ativado, mas, se for o caso, você pode pensar coisas como:

- Ele/Ela está flertando com outra pessoa.
- Ele/Ela mentiu quando me disse que não conversa com mais ninguém.
- Que assunto pode ser tão interessante para que passem o dia inteiro trocando mensagens?

- Se ele/ela não quer estar comigo, por que continua nesse relacionamento? O que essa pessoa quer?
- Ele/Ela só pode estar comigo por interesse.
- Ele/Ela não me ama.
- Eu sabia que não devia voltar a confiar em ninguém.
- Antes só que mal acompanhado.
- Ele/Ela não perde por esperar, vou fazer um escândalo.
- Para mim acabou.

Como vimos em ocasiões anteriores, de fato nossa história pessoal tem muito peso na forma de processarmos as coisas (ou seja, quando o cérebro completa a informação, ele faz isso utilizando o que já conhece ou já ouviu falar). Porém, quando o sistema de alerta é ativado, já era, ninguém consegue detê-lo, a não ser que você preste muita atenção no que está acontecendo na sua cabeça.

Se a centelha acende, o fogo se alastra, a menos que você esteja consciente de que o seu cérebro está em modo sobrevivência e de que só quer "defendê-lo". Sua mente quer evitar um perigo que, como você já sabe, é bem provável que esteja inventando, tal como inventou as linhas do triângulo, graças a essas características evolutivas.

– E se for verdade, María? E se ela estiver dando em cima de outra pelas minhas costas? – me perguntou **Patrícia**, uma paciente com quem trabalhei a administração do ciúme durante seu relacionamento com **Mônica**. Mesmo não tendo nenhuma experiência ruim com ela, Patrícia sofria as consequências da infidelidade que vivera em seu relacionamento anterior.

– E se não for? – respondi. – As possibilidades são as mesmas. E, justamente por isso, por que não conversar com tranquilidade sobre o assunto em vez de tomar decisões unilaterais?

– Mas é bem provável que ela se sinta mal se descobrir que eu desconfio dela.

– Pode ser que, com medo da reação dela, você resolva não conversar, mas isso não fará sua cabeça deixar de pensar no assunto.

– Sim, e isso é pior, porque fico ruminando meus pensamentos...

– E vai acabar falando, mas da maneira errada, pois vai ficar se retroalimentando com o passar do tempo, o que equivale a viver um "drama explosivo" em um relacionamento, e nós sabemos que isso é muito tóxico. Você acha que verbalizar suas dúvidas poderia te ajudar a ficar mais tranquila? – perguntei, para fazê-la refletir.

Após vários segundos de silêncio, Patrícia se pronunciou:

– Sim... Acho que vou fazer isso.

– Eu acho bom. Mas reflita se, caso ela se ofenda por você expor suas emoções e preocupações, não poderia ser um problema mais dela do que seu.

– No fim das contas, seja qual for o resultado, vai ser bom para mim. Você tem razão. Se fosse o contrário, acho que eu não me ofenderia se ela se abrisse comigo assim. – Patrícia fez mais uma pausa e, depois de escutar seus próprios pensamentos, continuou: – E se a Mônica me disser que ficou ofendida porque estou desconfiando dela, o que devo dizer?

– Explique a ela tudo o que aprendeu sobre ciúme nesta sessão.

E Patrícia foi embora decidida a conversar com sua companheira, que não só a entendeu perfeitamente e a apoiou como também pediu a ela que, sempre que se sentisse assim, lhe contasse, a fim de fazer o possível para ajudá-la a administrar seus sentimentos. É muito importante que o outro esteja presente como apoio fundamental, mesmo quando se trata de um problema do casal.

Por que é importante acompanhar o outro na administração das emoções?

Nós temos a necessidade de sentir que nosso entorno é seguro e estável.
A vida nem sempre é fácil e muitas vezes vivemos experiências negativas, problemas, imprevistos, momentos críticos e dias ruins. Logo, é importante e necessário que a pessoa que sofre possa encontrar um bom ponto de apoio no companheiro.

Sabendo que o companheiro é parte integrante do círculo mais próximo, é responsabilidade dele oferecer essa estabilidade emocional quando o outro precisa. Mesmo não entendendo ou compartilhando a mesma percepção de quem sente o mal-estar emocional, é de suma importância escutar, perguntar e demonstrar presença. Isso também é responsabilidade afetiva.

Quem sofre deve administrar as emoções que correspondem à parte individual. Porém, **se o parceiro não está presente, oferecendo estabilidade e apoio, a administração pessoal não serve para quase nada**.

Demonstrar estabilidade emocional não significa resolver problemas ou se responsabilizar pela emoção, mas simplesmente acompanhar e, utilizando a comunicação verbal ou não verbal, lançar uma mensagem tranquilizadora: "Ei, estou aqui, vai dar tudo certo, não se preocupe. Estou com você."

Se, perante o mal-estar emocional individual, o outro responder de modo distante, sem aceitar o papel que lhe cabe, quem sofre passará a sofrer ainda mais. Isso é individualismo em casal. (Spoiler: não funciona e também cria uma atmosfera de ambivalência e de certa rivalidade com o outro.)

Eis um exemplo do que funcionaria em um caso de ciúme:

O que funciona:

"O que você sente? Por que sente isso? Estou te escutando. Eu te amo e nunca faria nada para te magoar. Aliás, sempre que se sentir assim, me avise para conversarmos."

O que não funciona:

"Se quem sente ciúme é o outro e eu sei que não faço nada de errado, o problema é dele."

Vejamos outros exemplos do acompanhamento na administração das emoções. Vamos imaginar que aconteceu algo que deixou o outro desconfiado.

O que funciona:

"O que está acontecendo? Talvez eu não consiga entender, mas parece ser importante para você. Posso fazer algo para que você se sinta melhor?"

O que não funciona:

"Que bobagem! Você ficou assim por isso? Tem coisas mais importantes!"

Agora imagine que você discutiu com seu parceiro por algo que você fez e ele não gostou, mesmo não sendo a sua intenção.

O que funciona:

"Não era minha intenção. Mesmo assim, me desculpa por ter feito você se sentir mal."

O que não funciona:

"Não acho legal você se irritar por isso, eu não fiz o que você está dizendo. Você também já me magoou algumas vezes e eu não fiquei assim!"

A seguir, trago uma conversa na qual o ciúme não poderia ser mais mal administrado. Nela, a discussão termina em briga porque o tema é abordado com um estilo de comunicação agressivo e com uma atitude combativa. Além disso, está repleta de invalidações emocionais.

Amor
Online

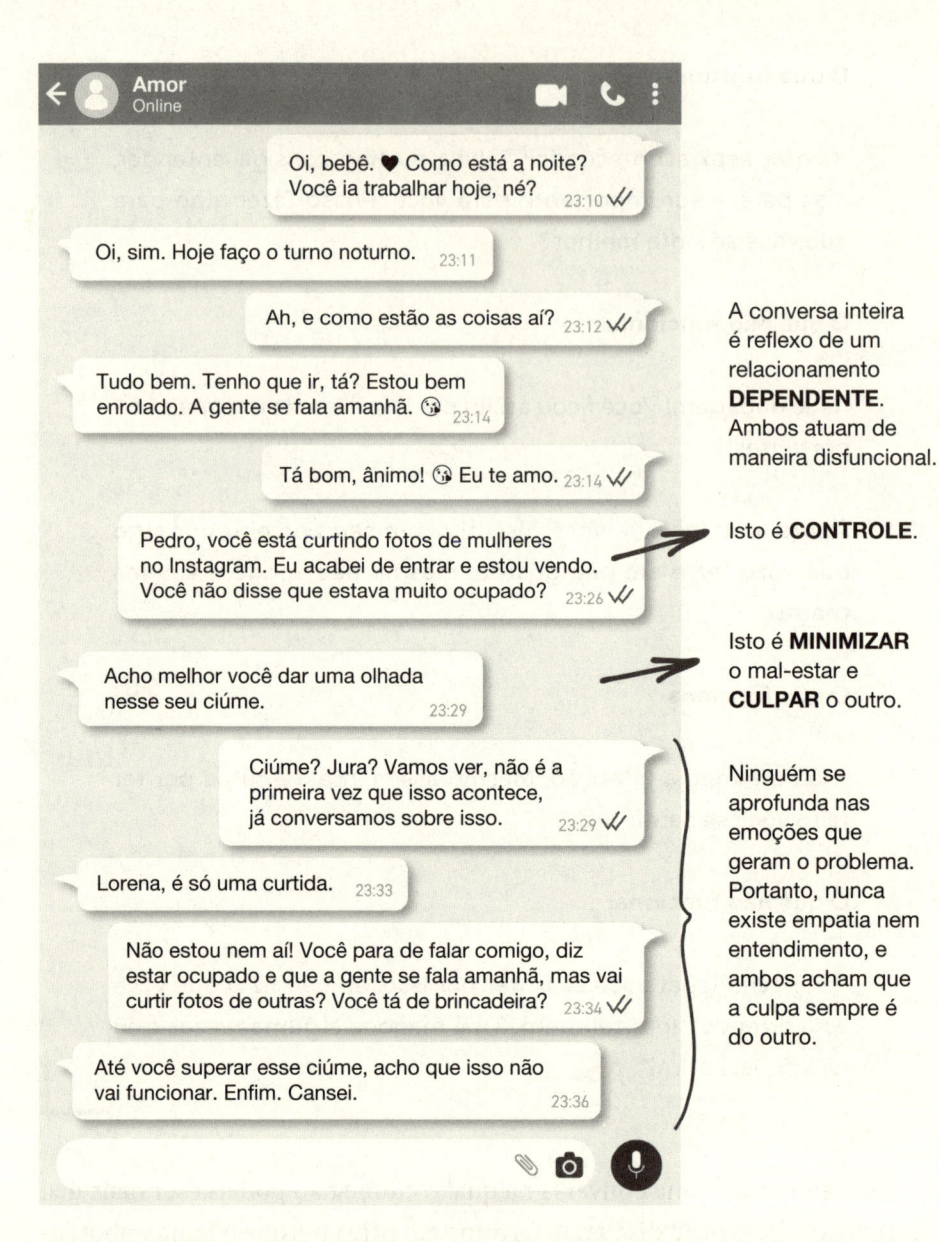

> Oi, bebê. ♥ Como está a noite? Você ia trabalhar hoje, né? 23:10

Oi, sim. Hoje faço o turno noturno. 23:11

> Ah, e como estão as coisas aí? 23:12

Tudo bem. Tenho que ir, tá? Estou bem enrolado. A gente se fala amanhã. 😊 23:14

> Tá bom, ânimo! 😊 Eu te amo. 23:14

Pedro, você está curtindo fotos de mulheres no Instagram. Eu acabei de entrar e estou vendo. Você não disse que estava muito ocupado? 23:26 — Isto é **CONTROLE**.

Acho melhor você dar uma olhada nesse seu ciúme. 23:29 — Isto é **MINIMIZAR** o mal-estar e **CULPAR** o outro.

> Ciúme? Jura? Vamos ver, não é a primeira vez que isso acontece, já conversamos sobre isso. 23:29

Lorena, é só uma curtida. 23:33

> Não estou nem aí! Você para de falar comigo, diz estar ocupado e que a gente se fala amanhã, mas vai curtir fotos de outras? Você tá de brincadeira? 23:34

Até você superar esse ciúme, acho que isso não vai funcionar. Enfim. Cansei. 23:36

A conversa inteira é reflexo de um relacionamento **DEPENDENTE**. Ambos atuam de maneira disfuncional.

Ninguém se aprofunda nas emoções que geram o problema. Portanto, nunca existe empatia nem entendimento, e ambos acham que a culpa sempre é do outro.

Agora eu quero que você veja uma situação diferente e administrada de forma mais funcional.

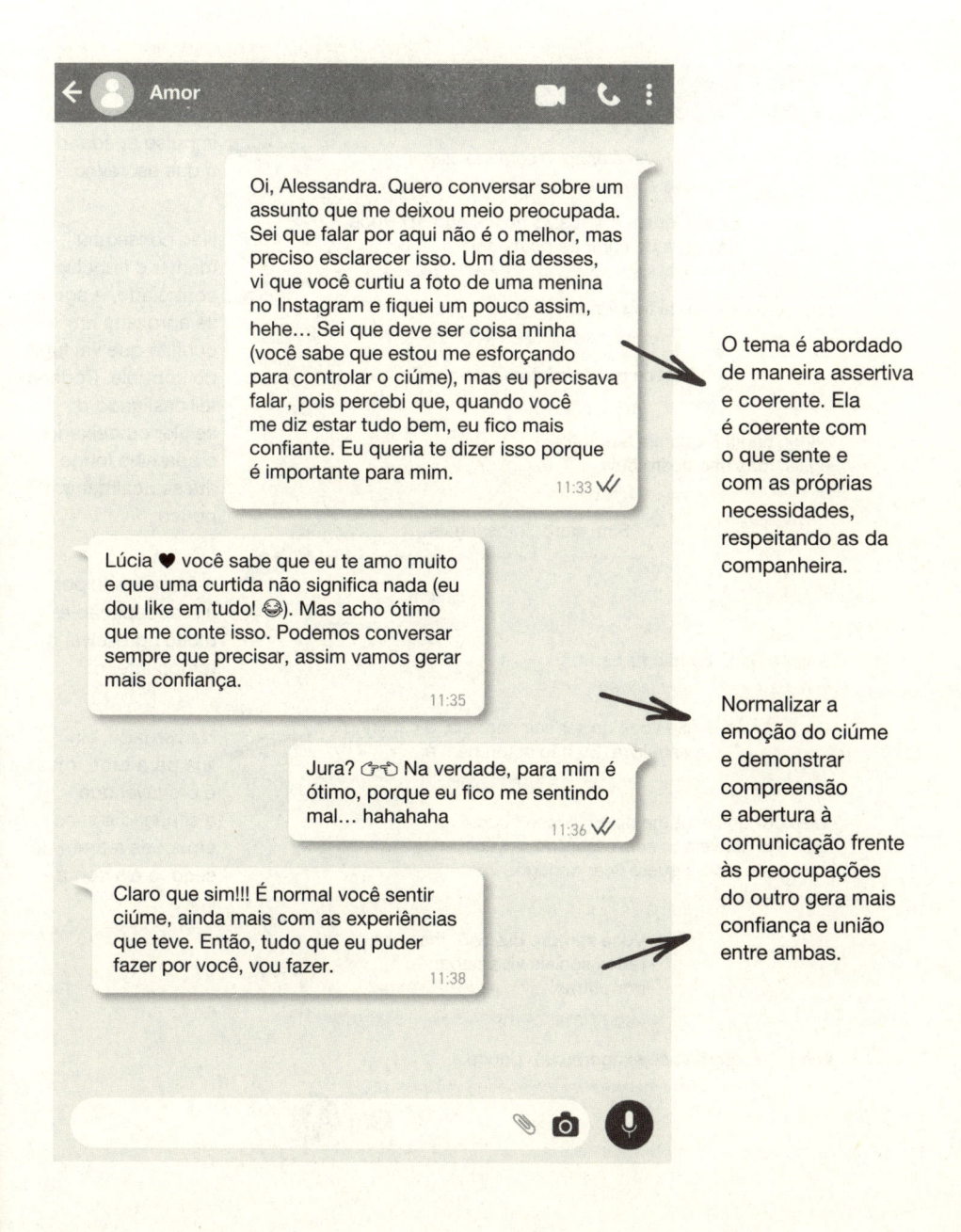

Amor

> Oi, Alessandra. Quero conversar sobre um assunto que me deixou meio preocupada. Sei que falar por aqui não é o melhor, mas preciso esclarecer isso. Um dia desses, vi que você curtiu a foto de uma menina no Instagram e fiquei um pouco assim, hehe... Sei que deve ser coisa minha (você sabe que estou me esforçando para controlar o ciúme), mas eu precisava falar, pois percebi que, quando você me diz estar tudo bem, eu fico mais confiante. Eu queria te dizer isso porque é importante para mim.
> 11:33

→ O tema é abordado de maneira assertiva e coerente. Ela é coerente com o que sente e com as próprias necessidades, respeitando as da companheira.

> Lúcia ♥ você sabe que eu te amo muito e que uma curtida não significa nada (eu dou like em tudo! 😅). Mas acho ótimo que me conte isso. Podemos conversar sempre que precisar, assim vamos gerar mais confiança.
> 11:35

> Jura? 👀 Na verdade, para mim é ótimo, porque eu fico me sentindo mal... hahahaha
> 11:36

→ Normalizar a emoção do ciúme e demonstrar compreensão e abertura à comunicação frente às preocupações do outro gera mais confiança e união entre ambas.

> Claro que sim!!! É normal você sentir ciúme, ainda mais com as experiências que teve. Então, tudo que eu puder fazer por você, vou fazer.
> 11:38

Vamos ver também como poderia ser uma mesma situação mal e bem administrada.

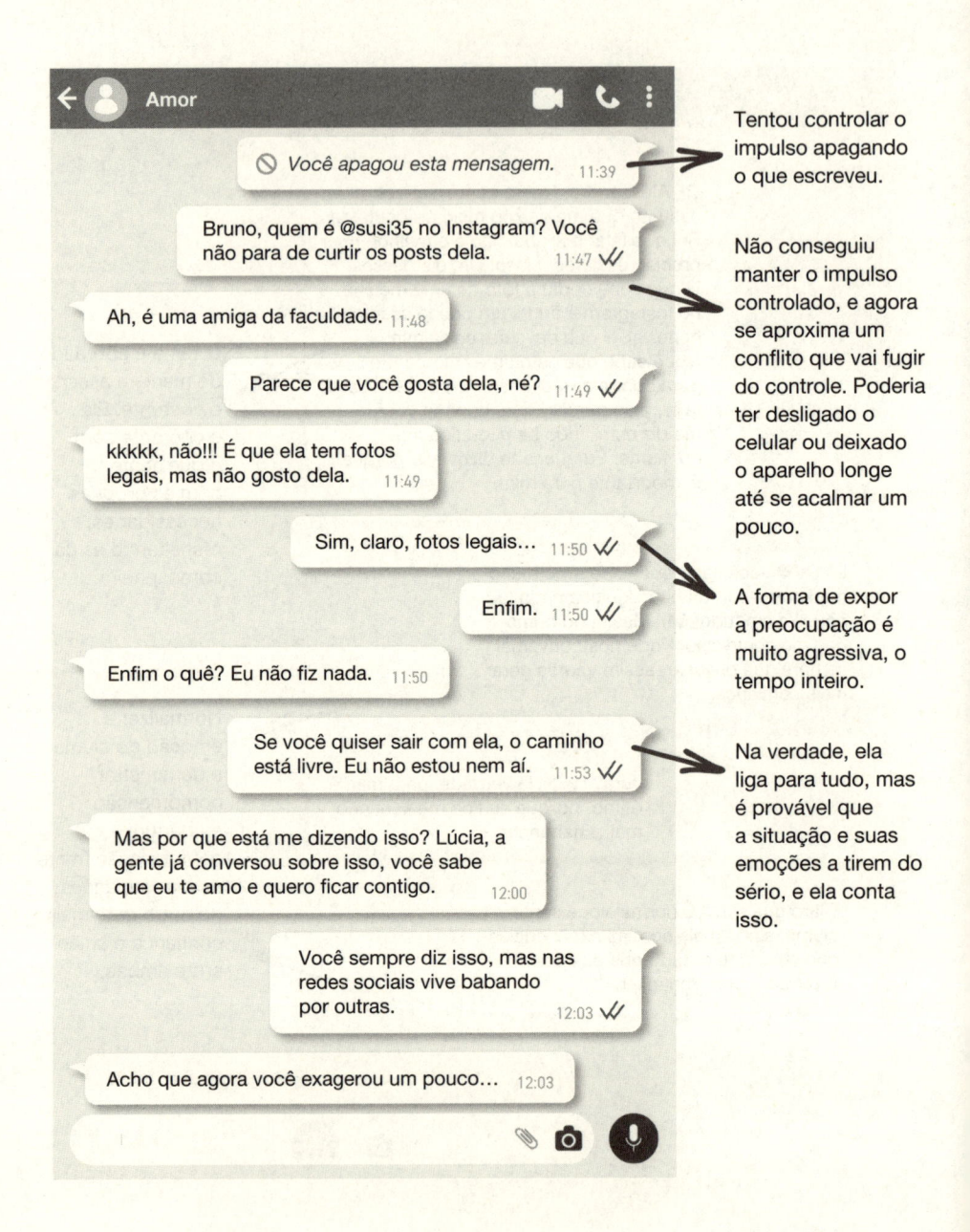

Amor

> 🚫 Você apagou esta mensagem. 11:39

→ Tentou controlar o impulso apagando o que escreveu.

> Bruno, quem é @susi35 no Instagram? Você não para de curtir os posts dela. 11:47 ✓✓

→ Não conseguiu manter o impulso controlado, e agora se aproxima um conflito que vai fugir do controle. Poderia ter desligado o celular ou deixado o aparelho longe até se acalmar um pouco.

Ah, é uma amiga da faculdade. 11:48

> Parece que você gosta dela, né? 11:49 ✓✓

kkkkk, não!!! É que ela tem fotos legais, mas não gosto dela. 11:49

> Sim, claro, fotos legais... 11:50 ✓✓

> Enfim. 11:50 ✓✓

Enfim o quê? Eu não fiz nada. 11:50

> Se você quiser sair com ela, o caminho está livre. Eu não estou nem aí. 11:53 ✓✓

→ A forma de expor a preocupação é muito agressiva, o tempo inteiro.

Mas por que está me dizendo isso? Lúcia, a gente já conversou sobre isso, você sabe que eu te amo e quero ficar contigo. 12:00

→ Na verdade, ela liga para tudo, mas é provável que a situação e suas emoções a tirem do sério, e ela conta isso.

> Você sempre diz isso, mas nas redes sociais vive babando por outras. 12:03 ✓✓

Acho que agora você exagerou um pouco... 12:03

Amor

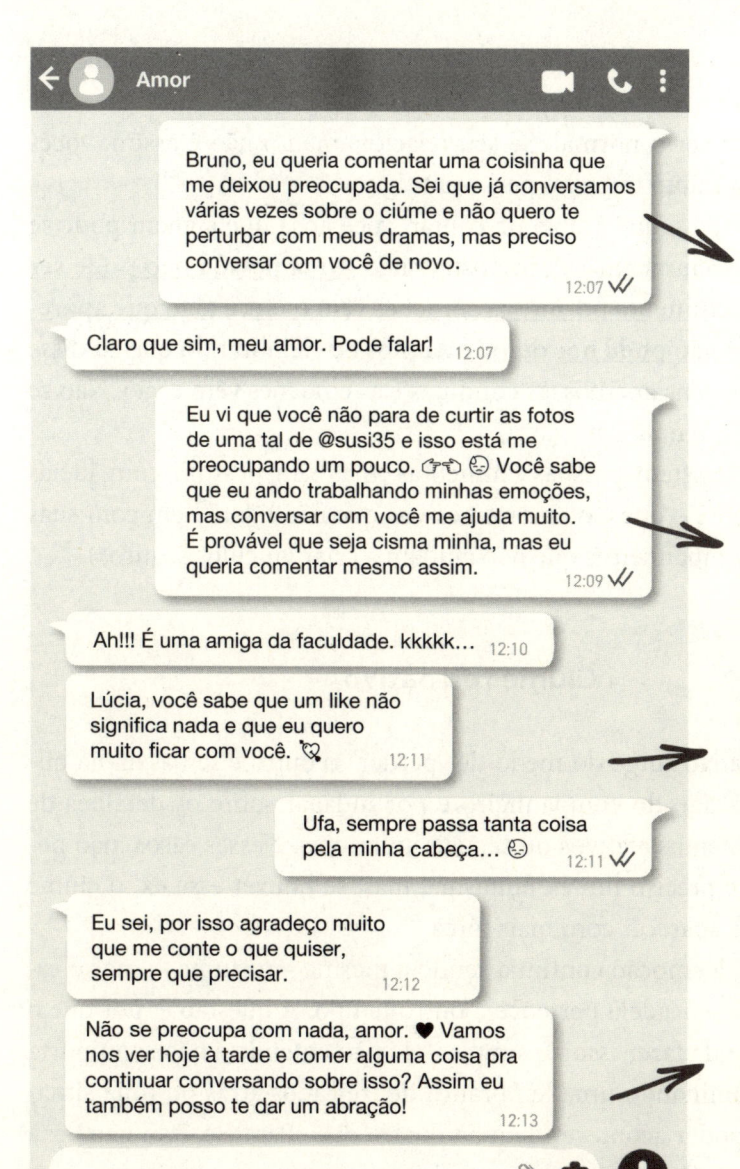

> Bruno, eu queria comentar uma coisinha que me deixou preocupada. Sei que já conversamos várias vezes sobre o ciúme e não quero te perturbar com meus dramas, mas preciso conversar com você de novo. 12:07

→ Toca no tema de uma maneira muito assertiva, o que faz a outra pessoa se mostrar receptiva.

Claro que sim, meu amor. Pode falar! 12:07

> Eu vi que você não para de curtir as fotos de uma tal de @susi35 e isso está me preocupando um pouco. 👉👈 😊 Você sabe que eu ando trabalhando minhas emoções, mas conversar com você me ajuda muito. É provável que seja cisma minha, mas eu queria comentar mesmo assim. 12:09

→ Não procura explicações nem faz um interrogatório. Procura apoio emocional junto ao seu companheiro, o que deixa bem claro desde o início.

Ah!!! É uma amiga da faculdade. kkkkk... 12:10

Lúcia, você sabe que um like não significa nada e que eu quero muito ficar com você. 💋 12:11

→ É responsabilidade afetiva demonstrar esse apoio emocional que se pede, e é o que ele faz.

> Ufa, sempre passa tanta coisa pela minha cabeça... 😌 12:11

Eu sei, por isso agradeço muito que me conte o que quiser, sempre que precisar. 12:12

Não se preocupa com nada, amor. ♥ Vamos nos ver hoje à tarde e comer alguma coisa pra continuar conversando sobre isso? Assim eu também posso te dar um abração! 12:13

→ Oferecer-se desta maneira para conversar sobre as preocupações do outro é uma maneira de gerar confiança e de fazer o ciúme desaparecer com o tempo.

Essas conversas são bem diferentes, certo? Se administrar o ciúme em casal de maneira funcional lhe parece impossível ou idílico, quero lhe dizer que isso deveria ser o normal. Se seu relacionamento não é assim, vocês têm muito, mas muito trabalho pela frente.

Depois de tudo o que acabei de contar, você acha que alguém pode se autodenominar "ciumento"? A resposta é não. **Uma pessoa não pode ser definida como ciumenta porque as emoções vêm e vão, e algo que aparece e desaparece não pode nos definir**. Vamos nos lembrar do que eu disse antes, de que os pensamentos, as condutas e as emoções vêm e vão. Não se esqueça: o ciúme é uma emoção.

Assim, não existem pessoas ciumentas, mas sim pessoas com ideias equivocadas sobre o que é o amor e pessoas que não lidam bem com suas emoções (ou companheiros que não ajudam a criar vínculos seguros).

Ciúme retroativo

O ciúme retroativo surge do medo de "perder" o outro e se baseia na obsessão pelo passado do companheiro e por indagar sobre os detalhes de seus relacionamentos afetivos ou sexuais anteriores. Nesses casos, não necessariamente é preciso um ex fantasma, mas, se houver esse ex, o ciúme retroativo pode aparecer com mais força.

Na verdade, a emoção continua sendo a mesma – o ciúme –, mas o estímulo que a desencadeia pertence a outro tempo. A questão é: por que o cérebro é capaz de fazer isso? É simples: ele não entende e não se importa se você está ruminando uma lembrança de três anos atrás ou uma situação que teme poder acontecer daqui a quatro dias. Para ele, isso não faz a menor diferença. Quando se vê diante do estímulo (nesse caso, um pensamento), ele o pega e processa como se estivesse acontecendo neste exato momento. Ou seja, **para o cérebro, só existe o presente**.

Ele também não faz a menor ideia do que é real ou não, objetivamente falando. Se tem algo à sua frente, por mais surreal que possa parecer, para o cérebro se trata de algo real. Simples assim. Você está com medo de fazer um papelão na sua primeira reunião de trabalho? Não se preocupe, seu cérebro se encarregará de processar esse medo como se a situação temida estivesse ocorrendo agora. E o que seria isso? Ansiedade, é claro. Para o cérebro, o fracasso absoluto que você teme está acontecendo neste exato momento, e a ansiedade é a resposta que ele dá. Experimente: pense em algo que o faça sentir a emoção que pretende induzir e verá que, em poucos segundos ou minutos, você a sentirá. **A mente é muito poderosa**.

O mesmo se dá com o ciúme. Quanto mais você enche sua mente de suspeitas passadas ou atuais, mais presentes elas estarão e mais obcecado você ficará.

Quais são os sintomas das pessoas que sentem ciúme retroativo?

- Elas investigam todos os detalhes dos relacionamentos anteriores de seu atual parceiro.
- Elas sentem que nenhum detalhe é suficiente, sempre querem saber mais. Têm uma obsessão especial para saber como era o parceiro anterior na aparência física e no modo de ser, como ele tratava o companheiro e como o fazia se sentir.
- Elas vasculham o celular, a agenda, o e-mail, as redes sociais, etc. atrás de informações. A intenção é farejar "possíveis perigos" a fim de ter certeza de que está tudo bem. Mas, nesse caso, o "está tudo bem" corresponde a verificar que ninguém tentou entrar em contato, e até comprovar como foi a vida do outro com seus ex, incluindo detalhes de todo tipo, embora isso possa causar danos a si mesmo.
- Elas precisam sentir que, de alguma maneira, são mais "importantes" e "melhores" que os companheiros do passado.
- Elas costumam exigir explicações sobre o que o outro fez no passado.
- Elas reprovam, constantemente, o que o companheiro fez com seus ex.

Há um aspecto curioso nessa história de ciúme e comportamentos de inspeção: essas coisas estão diretamente relacionadas. É preciso atenção para não nos deixarmos levar por isso e não dar início, como consequência, a uma série de comportamentos muito tóxicos.

Quando nos acostumamos a reduzir o mal-estar fazendo esse tipo de inspeção, o que estamos fazendo é acreditar que o mal-estar provocado pela incerteza e pelo ciúme pode diminuir se comprovarmos que está tudo bem. O problema é que essa dinâmica vicia. **Verificar que está tudo bem pode nos acalmar um pouco no início. Porém, se nos acostumamos a recorrer a essa comprovação, acabamos sentindo que ela vai nos aquietando menos a cada vez, até percebermos que a inspeção só nos acalma durante poucos segundos.** Não é uma boa ferramenta para administrar as emoções.

Que pensamentos podem motivar o ciúme retroativo?

- "Meu companheiro não me dá toda a atenção que eu mereço."

Atenção, porque, das duas, uma: é possível que você nutra expectativas muito altas sobre o que o outro deveria fazer no relacionamento, ou talvez o outro não esteja oferecendo o que você precisa na relação.

Para tirar essa dúvida, sempre recomendo fazer uma lista das "exigências mínimas" em um relacionamento amoroso. Qual é o mínimo de que você precisa para sentir que o outro lhe oferece o que você necessita numa relação a dois?

A diferença entre as "exigências mínimas" e as "exigências" é que as primeiras se referem ao básico de que a pessoa em questão precisa para que o relacionamento seja pleno. As dimensões que devem ser analisadas na hora de preparar essa lista são as seguintes:

- Comunicação.
- Tempo juntos.
- Afetividade.
- Sexualidade.
- Criação de filhos (caso tenham).
- Filosofia de vida em comum.
- Objetivos de vida em comum.

A seguir, deixo um exemplo de qual seria minha lista de exigências mínimas:

- Comunicação. Preciso muito conversar sobre as coisas quando algo acontece.
- Respeito. Isso quer dizer nunca levantar a voz (e, se acontecer, saber parar e se desculpar), não insultar o outro e levar em consideração aquilo que pode fazer o parceiro se sentir mal.
- Empatia. Levar em consideração os sentimentos do outro.
- Confiança para contar um com o outro.
- Sentir-me tranquila ao lado do meu companheiro.
- Passar um tempo de qualidade juntos (pelo menos nos fins de semana).
- Conversar todos os dias, por mensagens, telefone ou pessoalmente.
- Sentir que posso contar com o outro, aconteça o que acontecer. Sentir sua presença.

Agora é a sua vez. Faça sua lista de exigências mínimas:

_____
_____
_____
_____
_____

- "Isso já aconteceu comigo."

Se a pessoa que sente ciúme retroativo já teve experiências negativas em relacionamentos anteriores, esse é um pensamento bem recorrente.

- "Meu companheiro está me enganando."

Logo depois surgem as típicas frases que retroalimentam esses pensamentos (e que não costumam ajudar em nada).
Duas delas me deixam com muita raiva:

- "Onde há fumaça há fogo."
- "Quem procura acha."

Quando eu suspeitava que meu parceiro não me dava o que eu considerava que deveria, e isso se misturava com comportamentos estranhos, como não responder às minhas mensagens ou evitar se encontrar comigo, uma dessas frases ficava ressoando bem alto na minha cabeça.

O pior de tudo é que conferi um poder quase mágico a essas palavras. Sempre que pensava nelas, eu descobria uma traição ou comprovava que, sim, a pessoa que estava comigo naquele momento não me amava. Por isso fui associando essas frases às emoções e às condutas dos homens com quem eu estava. Parecia nunca falhar. "Quem procura acha." Sim, eu procurava e achava. Mas qual era o problema de fato? Eu não disse que essas frases não ajudam, e que o outro não necessariamente estaria me enganando? Pois é, mas devo confessar que, muitas vezes, mesmo acreditando estar muito segura, eu me enganava por motivos óbvios, pois é bem provável que meus pensamentos fossem o resultado do processamento de tudo o que aprendi nas minhas vivências.

Outras vezes, surgia o fenômeno da **profecia autorrealizável**, que ocorre quando algo que uma pessoa pensa acaba acontecendo porque seus atos, influenciados por sua ideia, acabam influenciando no resultado. Comigo era assim: eu temia que meu namorado me trocasse por outra ou que parasse de me amar. Então, para que meu medo não se tornasse realidade, eu manifestava uma preocupação muito exagerada, interrogando-o de maneira bem agressiva (com a certeza de que ele fora infiel), o que o deixava mal e o levava a se distanciar de mim.

Marta
digitando...

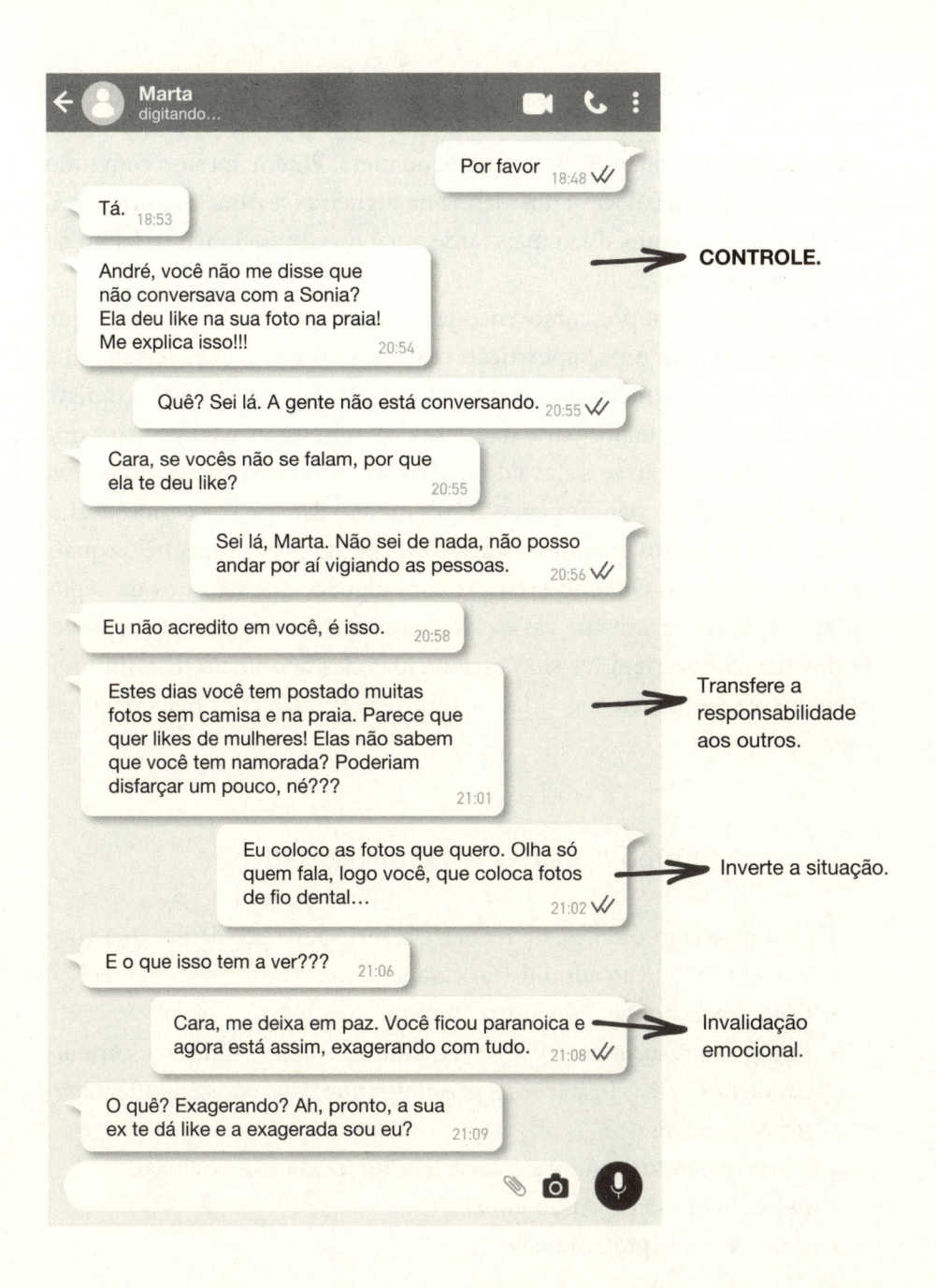

Por favor 18:48

Tá. 18:53

André, você não me disse que não conversava com a Sonia? Ela deu like na sua foto na praia! Me explica isso!!! 20:54 → **CONTROLE.**

Quê? Sei lá. A gente não está conversando. 20:55

Cara, se vocês não se falam, por que ela te deu like? 20:55

Sei lá, Marta. Não sei de nada, não posso andar por aí vigiando as pessoas. 20:56

Eu não acredito em você, é isso. 20:58

Estes dias você tem postado muitas fotos sem camisa e na praia. Parece que quer likes de mulheres! Elas não sabem que você tem namorada? Poderiam disfarçar um pouco, né??? 21:01 → Transfere a responsabilidade aos outros.

Eu coloco as fotos que quero. Olha só quem fala, logo você, que coloca fotos de fio dental... 21:02 → Inverte a situação.

E o que isso tem a ver??? 21:06

Cara, me deixa em paz. Você ficou paranoica e agora está assim, exagerando com tudo. 21:08 → Invalidação emocional.

O quê? Exagerando? Ah, pronto, a sua ex te dá like e a exagerada sou eu? 21:09

Nem preciso dizer que, embora a profecia autorrealizável possa, sim, acontecer, ela não é uma explicação universal para justificar por que os casais se distanciam quando existe ciúme no meio. Porém, mesmo com tudo isso, outro aspecto colocava mais lenha na fogueira (se é que isso era possível). E eu só me toquei disso mais tarde, quando comecei meu trabalho de autoconhecimento.

Ao longo do tempo, como você já deve ter percebido, eu notei que quase tinha criado uma superstição com essas frases e que, certamente, não seria nem a primeira, nem a última vez que isso aconteceria comigo. Eu concluí que, na maior parte das vezes (as suficientes para reforçar minha superstição), não se tratava do que eu sentia ou suspeitava, e também não se tratava de eu pensar nessas frases ou não. No fim das contas, tratava-se da pessoa com quem eu estava e dos perfis masculinos pelos quais eu me interessava. Quando estamos com alguém que não nos dá segurança, não é uma frase que vai esclarecer as nossas dúvidas. Na verdade, as dúvidas já deveriam ter sido esclarecidas desde o início. É assim que evitamos vários problemas. Mais à frente, vou falar com mais detalhes sobre esse perfil.

Como trabalhar o ciúme retroativo?

- Comente com o outro, de maneira assertiva, os problemas que você tem enfrentado ao administrar essa emoção.
- Coloque-se no lugar do outro. Pratique a empatia.
- Pratique o relaxamento físico e a meditação para acalmar seus impulsos de fazer essas inspeções e perguntas que mais parecem interrogatórios policiais.
- Pense que todo mundo, até você, tem um passado emocional.
- Reflita sobre seus pensamentos.
- Procure ajuda profissional.

Quando sentir ciúme, lembre-se:

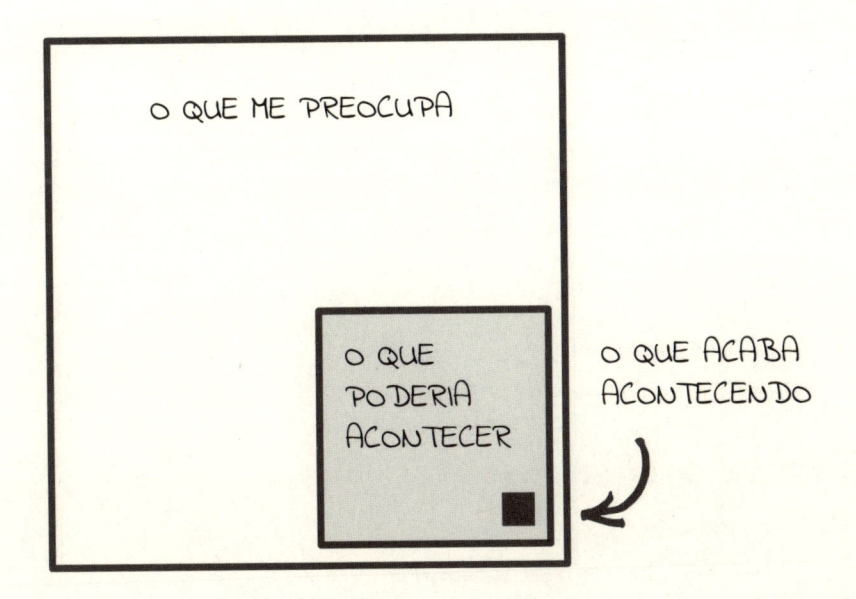

O QUE ME PREOCUPA

O QUE PODERIA ACONTECER

O QUE ACABA ACONTECENDO

8

Perfil narcisista
versus perfil empático

Não, isso não é uma briga nem uma guerra de dois lados, mas bem que poderia ser.

Como analisamos nos capítulos anteriores, em praticamente todos os relacionamentos dependentes há um forte desequilíbrio de papéis entre os envolvidos, e quase sempre uma pessoa mantém uma atitude de dominância e a outra de submissão.

O problema dessa dinâmica é que ela está ligada a perfis que sentem uma atração fatal entre si: os narcisistas e os empáticos. Cada perfil desses corresponde a um polo oposto ao outro, os quais se atraem e são, por sua vez, a combinação mais tóxica possível em um relacionamento.

O perfil narcisista pode ser encontrado em pessoas que:

- Precisam reforçar sua autoestima baseando-se na adulação dos outros.
- Precisam ser admiradas.
- Precisam ter o outro a seu "serviço" ou sempre atento a si.
- No início, demonstram um "eu falso" para atrair.
- São muito propensas ao ghosting.
- Costumam recorrer à manipulação.
- Fazem o outro se sentir culpado, ainda que elas é que tenham feito algo errado.

- Nunca reconhecem erros, e, se o fazem, sempre encontram uma maneira de dividir a responsabilidade com os demais.
- Quando apresentamos soluções, comentam quantas vezes já tentaram fazer assim mas falharam por algum fator alheio (nunca é culpa delas).
- Talvez você nunca chegue a formar parte do seu grupo íntimo (amigos, família, etc.).
- São perfeitas aos olhos dos outros. Têm duas caras. Na rua, mostram sua melhor faceta: são amáveis, simpáticas e sedutoras. Porém, na intimidade, podem ser bem diferentes.
- Costumam fazer o "jogo do castigo e arrependimento", cujas consequências são a anulação do outro, que acaba se limitando a respeitar as regras impostas. Por sua vez, a vítima costuma ser incapaz de se afastar, já que lhe resta pouca autoestima.
- Têm alta probabilidade de idolatrar antigos parceiros, os ex fantasmas, quando não estão mais com eles.
- Voltam sempre a "ganhar" ou atrair o outro com ações sedutoras: dizendo coisas bonitas, fazendo algo "legal", etc.
- Chamam o parceiro empático de egoísta, caso ouçam que as necessidades afetivas, os desejos e as ilusões do outro também são importantes.
- Usam o vitimismo manipulador.

Frases típicas de indivíduos com perfil narcisista:
"Sei que não sou perfeito. Eu quero mudar."

Definindo alguns conceitos:

- VÍTIMA: pessoa que sofre um dano físico ou emocional por causa alheia.
- VITIMISMO: pessoa que tende a se perceber como vítima.
- VITIMISMO MANIPULADOR: estratégia de manipulação e abuso emocional em que a pessoa se comporta como vítima e diz isso aos demais, culpando-os por seu sofrimento.

Amor
online

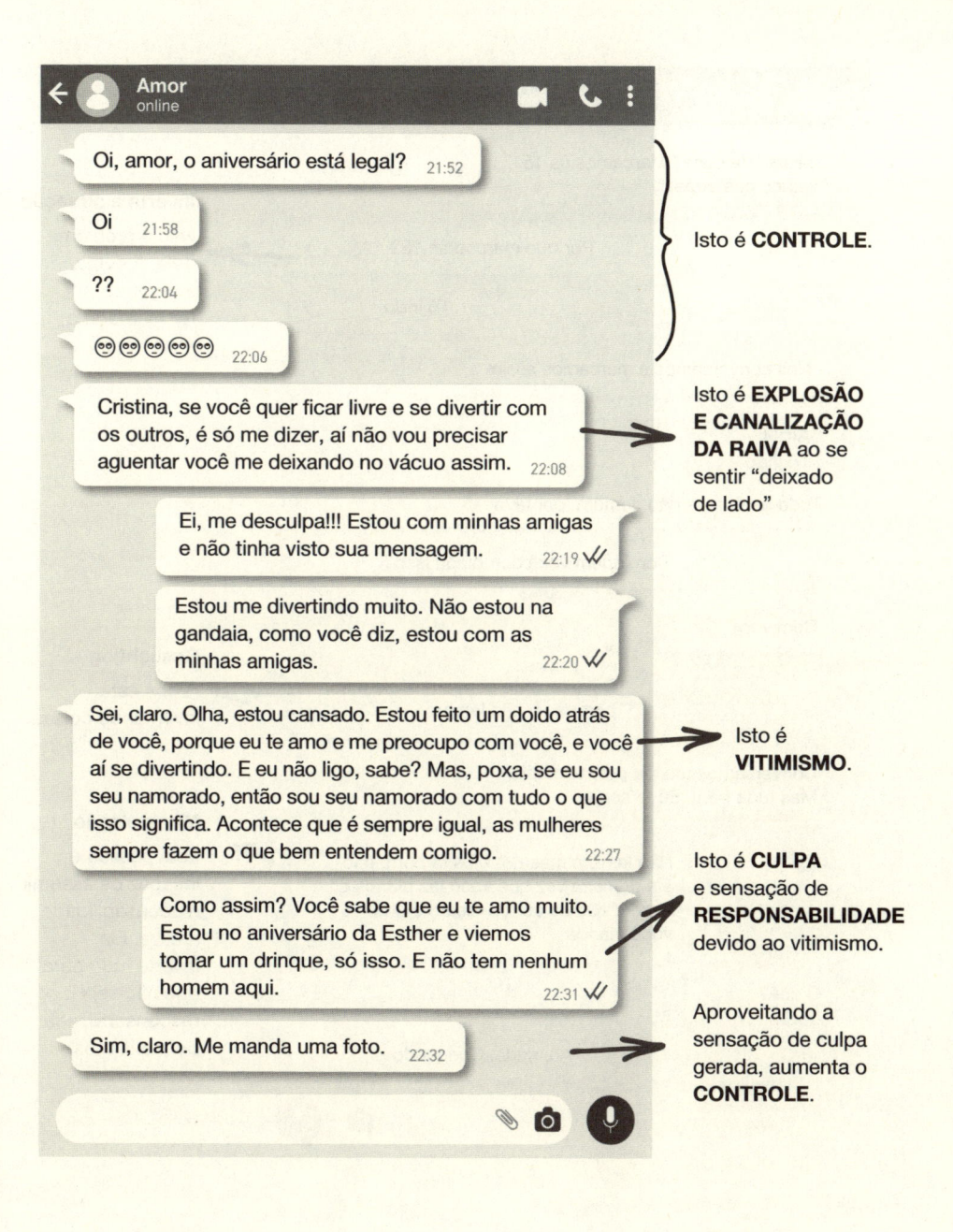

> Oi, amor, o aniversário está legal? 21:52
>
> Oi 21:58
>
> ?? 22:04
>
> 😊😊😊😊😊 22:06
>
> Cristina, se você quer ficar livre e se divertir com os outros, é só me dizer, aí não vou precisar aguentar você me deixando no vácuo assim. 22:08

Isto é **CONTROLE**.

Isto é **EXPLOSÃO E CANALIZAÇÃO DA RAIVA** ao se sentir "deixado de lado".

Ei, me desculpa!!! Estou com minhas amigas e não tinha visto sua mensagem. 22:19

Estou me divertindo muito. Não estou na gandaia, como você diz, estou com as minhas amigas. 22:20

> Sei, claro. Olha, estou cansado. Estou feito um doido atrás de você, porque eu te amo e me preocupo com você, e você aí se divertindo. E eu não ligo, sabe? Mas, poxa, se eu sou seu namorado, então sou seu namorado com tudo o que isso significa. Acontece que é sempre igual, as mulheres sempre fazem o que bem entendem comigo. 22:27

Isto é **VITIMISMO**.

Como assim? Você sabe que eu te amo muito. Estou no aniversário da Esther e viemos tomar um drinque, só isso. E não tem nenhum homem aqui. 22:31

Isto é **CULPA** e sensação de **RESPONSABILIDADE** devido ao vitimismo.

> Sim, claro. Me manda uma foto. 22:32

Aproveitando a sensação de culpa gerada, aumenta o **CONTROLE**.

Amor

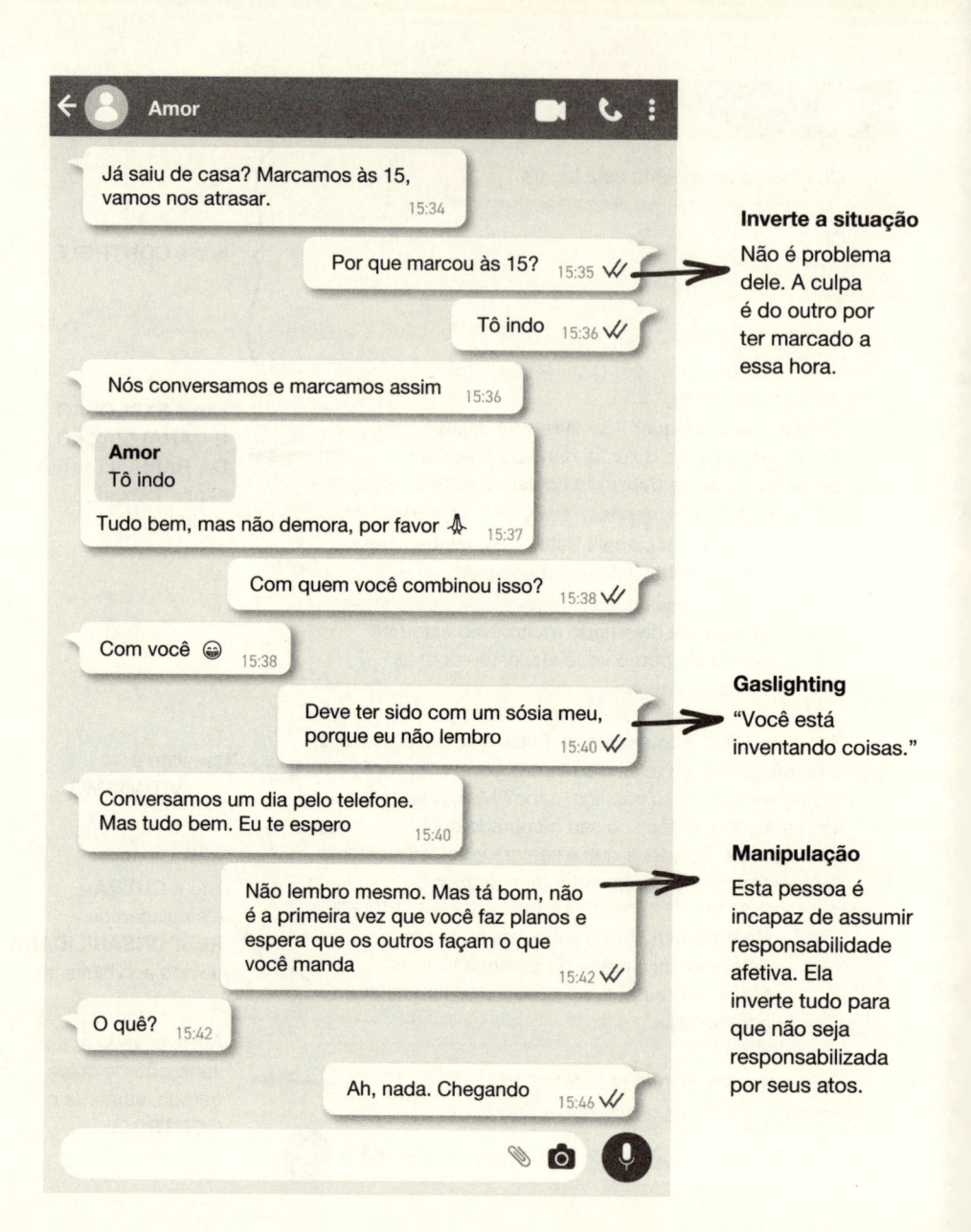

Já saiu de casa? Marcamos às 15, vamos nos atrasar. 15:34

Por que marcou às 15? 15:35

Tô indo 15:36

Inverte a situação
Não é problema dele. A culpa é do outro por ter marcado a essa hora.

Nós conversamos e marcamos assim 15:36

> **Amor**
> Tô indo

Tudo bem, mas não demora, por favor 🙏 15:37

Com quem você combinou isso? 15:38

Com você 😁 15:38

Deve ter sido com um sósia meu, porque eu não lembro 15:40

Gaslighting
"Você está inventando coisas."

Conversamos um dia pelo telefone. Mas tudo bem. Eu te espero 15:40

Não lembro mesmo. Mas tá bom, não é a primeira vez que você faz planos e espera que os outros façam o que você manda 15:42

Manipulação
Esta pessoa é incapaz de assumir responsabilidade afetiva. Ela inverte tudo para que não seja responsabilizada por seus atos.

O quê? 15:42

Ah, nada. Chegando 15:46

Amor

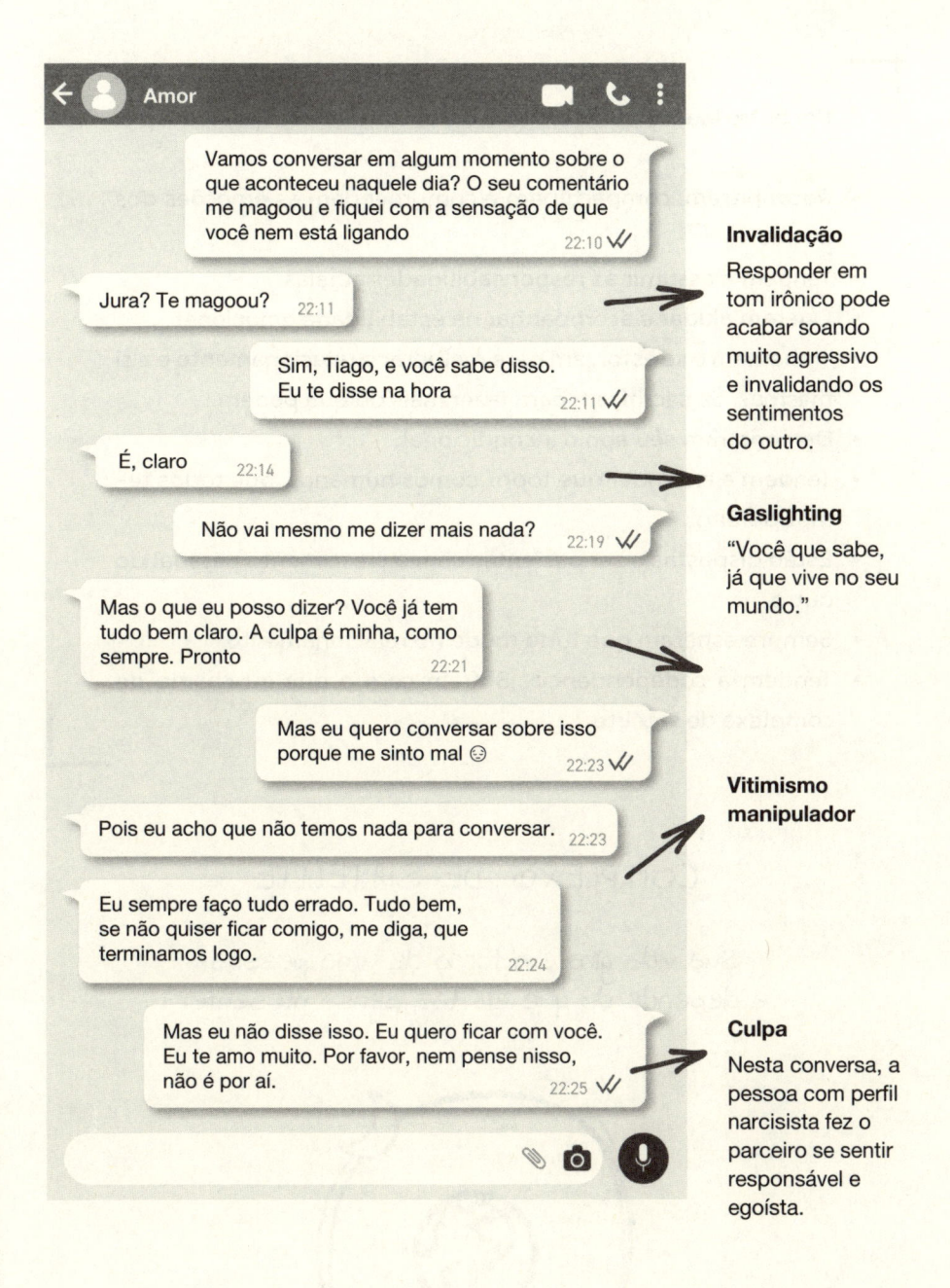

> Vamos conversar em algum momento sobre o que aconteceu naquele dia? O seu comentário me magoou e fiquei com a sensação de que você nem está ligando
> 22:10

Invalidação
Responder em tom irônico pode acabar soando muito agressivo e invalidando os sentimentos do outro.

Jura? Te magoou? 22:11

> Sim, Tiago, e você sabe disso. Eu te disse na hora
> 22:11

É, claro 22:14

Gaslighting
"Você que sabe, já que vive no seu mundo."

> Não vai mesmo me dizer mais nada? 22:19

Mas o que eu posso dizer? Você já tem tudo bem claro. A culpa é minha, como sempre. Pronto 22:21

> Mas eu quero conversar sobre isso porque me sinto mal 😞
> 22:23

Vitimismo manipulador

Pois eu acho que não temos nada para conversar. 22:23

Eu sempre faço tudo errado. Tudo bem, se não quiser ficar comigo, me diga, que terminamos logo. 22:24

> Mas eu não disse isso. Eu quero ficar com você. Eu te amo muito. Por favor, nem pense nisso, não é por aí.
> 22:25

Culpa
Nesta conversa, a pessoa com perfil narcisista fez o parceiro se sentir responsável e egoísta.

Por outro lado, o **perfil empático** é encontrado em pessoas que:

- Reconhecem, compartilham e compreendem as emoções dos outros.
- Tendem a assumir as responsabilidades alheias.
- Querem ajudar e acompanhar na estabilidade emocional.
- Trabalham e se esforçam para melhorar o relacionamento e a si mesmas. Se sacrificam para fazer mais do que podem.
- Demonstram seu apoio incondicional.
- Tendem a entender que todos somos humanos, que todos temos defeitos.
- Estão dispostas a ser pacientes com o crescimento pessoal do outro.
- Sempre esperam que tudo mude no relacionamento.
- Tendem à codependência. Sofrem com o que eu chamo de complexo de satélite.

COMPLEXO DE SATÉLITE

Sua vida gira em torno de uma pessoa e depende do que ela faz, pensa ou sente.

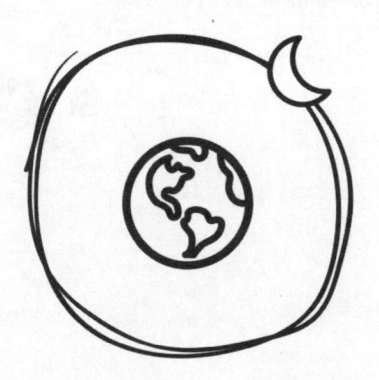

Frases típicas de um indivíduo com perfil empático:

"Eu sei que meu companheiro não é assim."

"Se pelo menos me escutasse mais, tudo seria diferente."

"Eu vou fazer com que ele mude e tudo voltará a ser como antes."

Lara, por exemplo, tinha um perfil empático e mantinha um relacionamento com Fernando, que tinha um perfil narcisista.

Um dia, Lara chegou ao meu consultório chorando:

– María, eu sei que ele gosta de mim. Se não gostasse, por que deixaria que eu terminasse com o meu ex? Nós conversamos e chegamos à conclusão de que terminaríamos nossos relacionamentos. Ele demonstrou, durante todo esse tempo, ter interesse real por mim. Nós nos falamos e nos vemos praticamente todos os dias desde que nos conhecemos. O que não entendo é por que ele continua com a esposa, mesmo depois de tanto tempo. Algumas vezes ele fica irritado e me dá um gelo porque diz que eu o pressiono, mas depois voltamos a conversar, nos encontramos e parece que tudo voltou a ser como antes. Eu vou ficar louca. Ele não era assim.

Lara é uma mulher de 30 anos, com namorado e sem filhos, que manteve um relacionamento secreto durante três anos com Fernando, de 34, casado e pai de dois. Quando se conheceram, ambos eram comprometidos. Eles sabiam que aquilo não estava certo, mas se deixaram levar pelo sentimento e acabaram se apaixonando. Após um ano nesse arranjo, eles conversaram e decidiriam que o melhor seria deixar seus respectivos companheiros para ficarem juntos. Após essa conversa, Lara, que foi fiel à sua promessa, deu imediatamente um passo para deixar o namorado e ficar com Fernando. Ele, no entanto, não cumpriu com sua palavra. E já se passaram outros dois anos.

Espero que você entenda que a questão aqui não é o que os dois fizeram com seus parceiros, porque o caso a ser tratado não é esse e o meu trabalho não é julgar.

Nesses dois anos, segundo me contou Lara, Fernando se apoiava nas seguintes desculpas:

- "Estou mal com minha mulher, por isso quero ficar com você, mas ainda não sei como fazer isso."

Tradução: Estou mal com a minha mulher e é provável que eu queira deixá-la, mas não tenho coragem, então, como é mais cômodo ficar com as duas, prefiro continuar assim, já que isso não me obriga a enfrentar uma situação difícil. Além disso, é mais fácil deixar você de escanteio porque, se não quero vê-la, é simples, mas o mesmo não funciona com minha esposa, já que moramos sob o mesmo teto.

Observação: Uma coisa é não saber como fazer, outra é não fazer. Se o problema que Fernando alega é real, ele poderia procurar um profissional que o ajudasse a administrar a situação. O que não é justo para Lara (nem para a mulher dele) é perpetuar a agonia.

- "Estou nervoso, e sempre que você me pergunta quando vou me separar eu me sinto pressionado, o que piora a situação. Preciso de um tempo para mim. Por favor, pare de perguntar."

Tradução: A culpa por eu não tomar uma atitude é sua, que fica me fazendo perguntas. Se você não me questionasse tanto, eu não ficaria oprimido e tomaria uma atitude mais rápido. Não estamos juntos por culpa sua."

Observação: Lara tem todo o direito de perguntar sobre algo que ambos decidiram anteriormente. Fernando está invertendo a situação para ter uma desculpa de se irritar com Lara. Ela, por sua vez, sente como se fizesse algo errado.

Vamos lembrar que Lara passou dois anos ouvindo desculpas. Não foram semanas nem meses, foram dois anos. Isso é importante porque até quem trabalha com casais entende que as situações emocionais descritas por Fernando podem surgir, mas dois anos de espera e o modo como ele enfrenta o problema e comunica as coisas são um abuso da sua parte.

- "Meus filhos sentem a sua falta."

   Tradução: Como não quero que você me abandone, vou tentar amolecer seu coração usando os meus filhos. Assim terei uma desculpa para manter o contato.

- "Não posso me separar da minha mulher e deixar os meus filhos."

   Tradução: Lembra de quando eu usei os meus filhos para frear os limites que você estava começando a estabelecer? Agora eu uso a mesma desculpa para que você entenda por que não deixo a minha esposa. Você quer ser prioridade com relação às crianças? Isso é bem egoísta, né?

   Observação: Para você entender melhor, Lara conhecia os filhos de Fernando como se fosse uma "amiga". Mas os filhos, em comum ou não, nunca devem ser utilizados para resolver os problemas de um relacionamento amoroso entre dois adultos.

- "Vamos ficar um tempo sem nos falar, tá? Vamos ver se assim eu consigo dar esse passo."

   Tradução: Eu quero ficar um tempo longe de você, mas inventei essa desculpa porque estou metido numa confusão enorme. E, no fundo, não tenho coragem de terminar com você.

- "Olha, está decidido. Eu te amo. Você é a mulher da minha vida e eu tenho que dar esse passo. Fui um merda esse tempo todo. Sinto muito se te magoei. Me desculpa! Eu te amo."

Tradução: O que sinto e penso é real, e neste momento eu queria muito ter você ao meu lado, por isso estou falando de forma bem egoísta e ignorando tudo o que você está vivendo.

Observação: Eu acho que Fernando, nesse momento (insisto, só nesse momento), diz a verdade. E acho que isso acontece porque, enquanto ele diz isso, é possível que se sinta assim. Eu nunca duvido do que os outros sentem (e acho que ninguém deveria julgar se o que o outro sente é real ou não). Portanto, sim, eu acho que Fernando provavelmente ama Lara, mas a realidade é que, em termos mais gerais, ele a ama à sua maneira – uma maneira muito disfuncional, porque não existe sintonia entre o que ele diz, sente e faz, e isso magoa Lara ao motivar sua incerteza frente ao relacionamento. Fernando não chega a entender o dano que sua atitude pode causar nela, não é capaz de ter o mínimo de empatia. Ele tem um perfil narcisista, e os perfis narcisistas, dentro da sua lógica, processam as coisas de maneira diferente dos perfis empáticos. Por isso, vendo de fora, algumas coisas não parecem se encaixar sob a ótica de um perfil empático, que tenta analisar tudo sob seu próprio ponto de vista. Mesmo que, para um perfil narcisista, todas essas respostas tenham sua lógica, se tentamos entender a partir de um perfil empático o que é processado por um perfil narcisista, não encontraremos lógica em lugar nenhum. Fazer isso seria como querer que um triângulo e um círculo coincidissem em suas formas. E essa é a lógica que Lara não encontra, daí a sensação descrita por ela de "estar ficando louca".

Os perfis empáticos e narcisistas não surgem apenas quando interagem entre si, eles já vêm assim de fábrica (vamos nos lembrar, novamente, da importância da história pessoal). No final deste livro, você poderá unir todos esses conceitos quando eu falar sobre a teoria do apego.

– Eu sei que o Fernando me ama – ela me dizia, entre lágrimas, em uma das nossas sessões. – Só preciso que ele me escute e me entenda.

– Lara, isso seria o ideal – respondi. – E acho que ele te escuta, mas não te entende, o que é diferente.

Por fim, como Fernando continuava batendo na mesma tecla, foi Lara quem, mais uma vez, teve que dar o primeiro passo. Após vários meses de terapia, ela percebeu que não restava outra saída além de impor limites muito rígidos a Fernando e ser forte. Muito, muito forte.

Nós trabalhamos concretamente a partir de uma ideia que a faria refletir sobre a situação. Veja duas maneiras possíveis de estabelecer limites neste caso:

"Fernando, eu te amo e fiz tudo que pude por nossa relação e por você, mas percebi que não podemos continuar desse jeito, que isso não levará a lugar nenhum. Tudo é muito confuso e eu não faço outra coisa além de sofrer. Por isso, e vendo que você não vai mudar sua conduta, mesmo com todas as oportunidades que nos demos, resolvi terminar nosso relacionamento de uma vez por todas."

Como você pode ver, ela não dá espaço para Fernando reagir. Se, em vez desta mensagem tão clara e categórica, ela tivesse dado esta outra, mais empática, sem querer, nós estaríamos dando a Fernando a oportunidade de dizer que quer estar com Lara e que quer tentar uma última vez (embora essa desculpa já tenha sido utilizada mil vezes antes):

"Fernando, eu te amo e fiz tudo que pude por nossa relação e por você, mas percebi que não podemos continuar desse jeito, que isso não levará a lugar nenhum. Tudo é muito confuso e eu não faço outra coisa além de sofrer. Por isso, **eu gostaria de saber se você vai mudar de conduta** porque, se não for o caso, eu queria terminar nosso relacionamento de uma vez por todas."

Limites

Para falar sobre rejeição e limites aos outros, vou usar um exemplo que utiliza peras. Imagine que alguém lhe ofereça as melhores peras do mundo, mas, como você não gosta dessa fruta, prefere maçãs, resolve recusá-las. Não tem nada de errado com as peras, você só as rejeita porque prefere maçãs. As peras continuam sendo ótimas. Com certeza, outra pessoa as comerá, mas você prefere maçãs.

Moral da história 1: Se alguém o rejeita uma vez, o problema não está em você.
Moral da história 2: Você tem o direito de rejeitar alguém e lhe impor limites sem medo de ofender.

Sendo assim, se alguém rejeita você ou lhe impõe limites, ou se é você quem faz isso, eu gostaria que entendesse que esses conceitos não têm nada a ver com o valor pessoal de cada um. Entender isso é importante porque, por um lado, quando fazemos isso com os outros, podemos nos sentir culpados, e, quando fazem conosco, podemos sentir que não somos merecedores de algo bom. Entretanto, você já sabe que isso está bem distante da realidade. Então, se você decidiu impor limites a algo ou alguém (no fim das contas, um limite é um "não"), deve estar consciente de que está no seu direito e de que, continuando na minha metáfora, você é apenas uma pessoa que prefere maçãs.

Se, depois de ler isso tudo, você se identificou com o perfil empático, saiba que a única maneira de manter um equilíbrio saudável com pessoas de perfil narcisista é dando limites claros e assertivos desde o início. Lara não teve outra solução além de impor uma barreira definitiva, pois Fernando não respeitava os limites dela, e a própria Lara também os deixava de lado sob o pretexto do amor (vamos nos lembrar do mito do amor romântico "o amor aguenta tudo"). Lara pensava que o amor faria Fernando mudar.

Se você ainda não chegou a esse ponto, meu conselho é que comece a impor limites imediatamente com relação a tudo o que considere importante dentro de um relacionamento.

Aqui vão alguns exemplos de limites comunicados de maneira assertiva:

"Não vou te dar minhas senhas nem vou deixar você olhar meu celular. Ter privacidade é importante para todos, e eu gostaria que isso fosse respeitado neste relacionamento."

"Eu adoraria ir ao restaurante de que falamos, mas não estou muito animada e prefiro ficar em casa. Na semana que vem a gente combina de novo."

"Acho que essa conversa está saindo do controle porque estamos começando a levantar a voz. Vou sair um pouco para tomar ar fresco. Se você topar, depois conversamos com mais calma."

"Para mim, encontrar a família e os amigos é importante, e acho que em todo relacionamento é preciso haver um espaço individual."

"Agradeço muito a sua opinião, mas estive pensando bastante e acho que o melhor para mim é X."

"Eu gosto muito de você, mas não me sinto à vontade fazendo sexting ou te mandando nudes."

"O que você está me dizendo não é nenhuma brincadeira. Isso me ofende e eu gostaria que não se repetisse."

"Eu adoraria que, quando estivéssemos juntos, não ficássemos grudados no celular nem na televisão, para aproveitarmos o momento."

> "Para mim, sexo sem proteção não é negociável. Quero transar de camisinha. Se não for assim, prefiro não fazer nada."

Se, após ler sobre esses dois perfis, você achar que corresponde ao perfil narcisista, tudo bem. Isso não tem nada a ver com ser bonzinho ou malvado. Quero deixar isso bem claro porque muita gente considera que ter perfil narcisista é ser malvado e ter perfil empático é ser bonzinho.

Meu trabalho como psicóloga não consiste em dizer quem é bom ou não, ou o que é certo ou errado, mas sim em diferenciar o que é funcional do que não é. Todo comportamento, pensamento, emoção ou atitude é um reflexo, mais uma vez, da história pessoal e de várias outras coisas. Ninguém escolhe o que enfrentará na vida, muito menos durante a infância. Ninguém escolhe os pais que terá nem o lugar do mundo ou a cultura em que vai nascer. Ninguém. Por isso eu considero que **tudo sempre tem uma explicação, pois tudo tem sua origem e sua história; no entanto, nem tudo pode ser justificado**.

Você deve ter tido um passado que explique por que age de determinada maneira. Isso, porém, não impede que você possa mudar o que está ruim no seu comportamento dentro das relações amorosas. Além do mais, isso também não é desculpa para que você não aprenda que não é dono de nenhum relacionamento e que deve desconstruir muitas crenças sobre o amor, bem como respeitar certos limites.

Até agora, falei do perfil narcisista como se ele seguisse um único caminho, mas o fiz em termos gerais. Existem muitos tipos de narcisistas, e segundo o tipo ou a característica que o definam, eles podem variar sua capacidade de consciência sobre o que fazem (alguns demonstram perversão em seus atos e palavras). Também há perfis narcisistas que têm uma grave psicopatia (característica que, segundo vários estudos, não teria tanto a ver com o entorno e a história pessoal, tratando-se sobretudo de uma questão de bioquímica). Além disso, também se encontram indivíduos com perfil narcisista que podem ter um transtorno de personalidade narcisista (que é um diagnóstico clínico que, embora compartilhe características parecidas com as descritas, apresenta um conjunto de sintomas muito mais complexo, e até grave em alguns casos), mas até dentro desse espectro encontram-se pessoas com atitudes um pouco mais moderadas.

Tudo é bem mais profundo do que parece.

Por experiência própria, posso afirmar que esses perfis mais moderados costumam ter melhor prognóstico na terapia e demonstram certo interesse em conhecer outras formas de atuar, além de manterem interesse em mudar (é o que conhecemos como perfil narcisista clássico). Eles talvez nunca compreendam completamente o outro, mas, quando percebem a lógica que existe por trás dos relacionamentos, aprendem a verbalizar novos tipos de comentários bem diferentes dos que Fernando fazia para Lara e entendem que é importante enxergar além do próprio umbigo.

Eu não gostaria que você entendesse isso como uma mensagem de esperança para todos os casos e situações. Afinal, muitas vezes, é a esperança da mudança que mantém a pessoa com perfil empático num relacionamento tóxico. Não sei qual é o seu caso, mas quero que saiba que, **embora mudar seja possível, a mudança não costuma acontecer apenas a partir da vontade de mudar. Uma coisa é querer, outra é poder. E, acredite em mim, o amor, embora seja uma condição necessária para a mudança, não é suficiente para querer ou poder**.

Se, após ler este capítulo, você concluir que está mais para o perfil empático, saiba que, às vezes, a única saída para esse tipo de relacionamento é colocar o maior limite possível: a separação.

9

A separação no contexto de relacionamentos dependentes

As separações de relacionamentos dependentes não são separações normais. Nem os lutos são normais. Tudo é muito mais difícil. Tudo. É muito complicado sequer pensar que a melhor decisão para todos é terminar a relação. E não vou mentir, é um caminho doloroso, mas o que pode doer mais do que ficar com alguém que não o faz plenamente feliz? Com o passar do tempo, você acaba entendendo que o que tem agora, e que só é bom às vezes, não é amor. Eu afirmo que não é amor porque você ainda não conheceu o amor verdadeiro. E, acredite em mim, você vai conhecê-lo, desfrutar dele e finalmente saberá o que se sente ao vivenciá-lo, porque alguma coisa dentro de você, bem lá no fundo, intuirá que esse sentimento, sim, é um lar do qual, sem dúvida, você nunca vai querer se afastar.

Quando decidir se separar de vez, você deve considerar que é um caminho sem volta. Por isso, deve ter muita certeza. Não digo que deve ter certeza absoluta, nem que deixe seu lado racional tomar conta da situação, porque sei que isso é impossível, mas peço que ao menos tenha bem claros os motivos da separação. Meu conselho é que deixe registrado, por escrito, os custos e os benefícios de manter ou terminar o relacionamento. Fazendo isso, você ajudará seu cérebro a entender bem a condição em que vive e a enxergar as coisas mais claramente.

BENEFÍCIOS DE MANTER O RELACIONAMENTO	CUSTOS DE MANTER O RELACIONAMENTO
BENEFÍCIOS DE TERMINAR O RELACIONAMENTO	**CUSTOS DE TERMINAR O RELACIONAMENTO**

Eu não garanto que, depois desse exercício, você vá enxergar perfeitamente o que gostaria de ter no seu relacionamento, mas sei que ver as coisas por escrito sempre ajuda. Além disso, trata-se de um nível de processamento cognitivo superior.

Como sempre digo, existem três níveis de expressão, que vão do mais básico ao mais complexo.

Níveis de expressão:

- **Nível 1:** pensar. Este é o nível mais básico de processamento. Nele, quando as informações a serem processadas são complexas, parece que elas nunca saem da nossa cabeça. É muito provável que fiquem vagando por lá, como se estivessem perdidas no espaço, sem rumo.
- **Nível 2:** falar. Neste nível, o cérebro exige algo mais do que energia para processar as informações. Ele precisa dar ordem e coerência ao discurso para que o interlocutor entenda o que queremos dizer. Já aconteceu de você estar pensando alguma coisa e, ao verbalizá-la, ela perder completamente o sentido? Tem pensamentos que na nossa cabeça soam melhores, mais catastróficos ou mais dominantes.
- **Nível 3:** escrever. Este é um nível superior de consciência. Para poder escrever, precisamos gastar mais energia e recursos cognitivos. A escrita precisa ter uma forma mais estruturada do que a que usamos quando pensamos ou falamos. Isso, aplicado às emoções e aos pensamentos, permite que o que foi pensado ou sentido possa ser mais bem entendido, e não apenas pelo que exige expressá-lo ou explicá-lo, mas pela impressão que a vista nos proporciona, pois deixamos tudo refletido no papel.

Você se lembra de quando éramos pequenos e os professores passavam problemas de matemática que líamos e relíamos quatro, cinco e até seis vezes, mas continuávamos sem entender nada? Enquanto escrevo isso, eu me sinto como se ainda estivesse naquela sala de aula do ensino fundamental tentando entender o que eu deveria calcular. Como é possível que a irmã do meio seja três anos mais nova do que o mais velho, que tem o dobro da idade do caçula, de 7 anos? Ainda lembro que, ao pedir ajuda à professora, ela dizia: "Leia em voz alta." E eu, toda motivada, lia o problema para a sala inteira. Algumas vezes, após ter lido em voz alta, eu dizia: "Aaaah, agora entendi!" Mas por que isso acontecia? Muito provavelmente, até aquele momento meu cérebro estava ruminando a mesma coisa em vão, mas, quando o mesmo conteúdo se "materializava" graças à minha expressão oral, meu cérebro era obrigado a gastar mais recursos nessa ação. Mas o pior era quando nem assim eu entendia o maldito problema. Nesses momentos, minha professora me mandava ao quadro para ir, passo a passo, fazendo até desenhos esquemáticos do que o problema pedia. Ou seja, quanto mais recursos cognitivos forem necessários, quanto mais atividade cerebral houver, maior será a compreensão do assunto. Quando todo o problema estava esquematizado, eu finalmente entendia o que deveria fazer e chegava à resposta.

Decisão intuitiva

O mesmo acontece com nossas atitudes emocionais. Quanto mais pensamos nelas, menos soluções encontramos. E digo mais: pode acontecer o contrário, podemos até entrar em um bloqueio mental chamado **paralisia por análise**.

Esse fenômeno acontece mais vezes do que gostaríamos. Quando ficamos remoendo o mesmo assunto, sem parar, chega um momento em que o cérebro fica obcecado com isso e acabamos bloqueados, literalmente. Durante esse bloqueio mental, podem surgir até sintomas de ansiedade, como falta de ar, dor no peito, dor de cabeça e náusea. É como se, entre tais pensamentos, lembranças e previsões, o cérebro se perdesse e perambulasse sem achar uma saída, o que o acaba deixando sem mecanismos de defesa para ativar. E aí surge o bloqueio, já que o cérebro entende que não encontrar soluções é sinônimo de não existirem alternativas.

Como, então, podemos chegar a conclusões acertadas sem cair nessa paralisia por análise? A outra opção seria agir por meio das emoções, mas fazer isso é quase sempre um erro, pois as emoções são mutáveis, vêm e vão, e muitas vezes são a causa de comportamentos impulsivos. Portanto, como dizia Punset, **devemos atuar por intuição**, o que parece ser uma mistura entre a razão e a emoção.

RAZÃO   INTUIÇÃO   EMOÇÃO

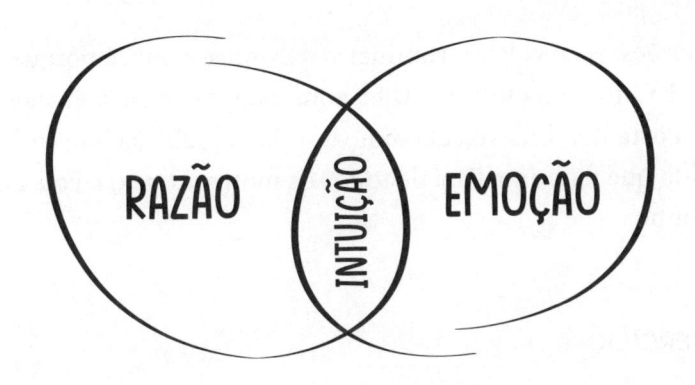

A intuição é o conhecimento que não segue apenas o caminho racional para sua construção e formulação. É a habilidade de conhecer, compreender e perceber algo de maneira clara e imediata.

Na área da saúde, falamos muito sobre o "olho clínico". Isso poderia ser um bom exemplo de intuição. Outro bom exemplo é o "casar-se". Pois é, eu sei que é o contrário do que tentamos fazer, mas acho que você enxergará, de maneira clara, a que me refiro quando falo de intuição.

Se casar fosse algo que pudesse ser decidido somente com a razão e a lógica, teríamos dezenas de motivos para nunca nos casarmos, pois muita coisa poderia dar errado. Se, ao contrário, fosse algo decidido apenas pela emoção, nos casaríamos três dias após conhecermos um parceiro. Porém, em geral, a maioria das pessoas se casa por intuição. Algo lhes diz que poderia dar certo, e aí elas se casam (algumas não sabem como administrar o casamento, mas essa é outra história).

E como é isso de decidir intuitivamente? Para chegar a uma conclusão mais acertada, não é preciso pensar e repensar até ficar esgotado. Reflita o suficiente, depois deixe o assunto de lado por alguns dias, distraia a mente e faça atividades relaxantes: encontrar amigos, praticar hobbies, tomar banhos demorados, passear, correr, se masturbar, rir, chorar e até trabalhar. De repente, do nada, você enxerga tudo com mais clareza. É assim que nossa cabeça funciona.

Eu poderia descrever a sensação de "sacar" tudo bem claro como algo que simplesmente "sabemos". Não é um pensamento, tampouco é uma emoção; está mais para uma sensação. Quem já trabalhou a intuição e está conectado a ela sabe a que me refiro. Se, após todo esse processo de tomada de decisões, você voltar a ruminar o mesmo assunto, é porque ignorou sua intuição e foi tomado pela razão, com todas as consequências que isso acarreta. Portanto, uma vez que houver optado pela decisão intuitiva, eu recomendo que faça uma lista de todos os motivos que o levou a escolher esse caminho.

> **EXERCÍCIO:**
>
> Faça uma lista de todos os motivos que lhe fizeram decidir pelo término do relacionamento.
>
> A ideia é que você tenha essa lista consigo o tempo todo. Para isso, recomendo que a carregue sempre com você. Pode ser em um papel guardado na bolsa, entre as páginas de sua agenda ou na carteira, ou então gravada no celular. Mais à frente, vou explicar por que isso é extremamente necessário.

Importante: Não confunda intuição com ansiedade ou medo. Nós costumamos interpretar os sinais físicos de ansiedade ou medo como sinais de intuição, mas não é bem assim. Algumas pessoas descrevem a intuição como "uma sensação no estômago ou no peito", mas lembre-se de que, entre os sintomas de ansiedade, estão justamente a sensação de vazio, a pressão no peito, a dificuldade para respirar, os problemas digestivos ou a sensação de ter um nó no estômago.

Vou lhe explicar por que isso acontece. Quando pensa em tomar uma decisão que pode afetar seu futuro, você tenta fazê-lo com base no que acha que vai acontecer. Nesse momento, seu cérebro ativa um mecanismo chamado "antecipação", que consiste em tentar visualizar o que pode estar por acontecer. Esse mecanismo é motivado pelo medo do desconhecido, que é o futuro. O cérebro, como se tivesse vida própria, pergunta: "Ei, como é possível que eu não saiba o que vai acontecer no futuro? E, agora, como devo me preparar para o que pode acontecer? De que maneira eu poderia controlar o meu entorno? Ah, já sei! Vou antecipar, mas de forma negativa e catastrófica, porque nunca se sabe. Devemos estar sempre preparados para o pior." E é assim que seu cérebro tenta evitar a exposição a uma possível dor ou sofrimento. Então surge a ansiedade, que não passa de uma resposta física e mental a essas antecipações catastróficas e negativas feitas pelo cérebro. Essa maneira de processar as informações que estão no cérebro, mesmo sendo fruto de um processamento racional, pode estar distorcida por certas crenças irracionais. Por exemplo: eu posso acreditar, com todas as forças, que meu companheiro está me traindo, mesmo que não haja nenhuma prova disso, só mesmo minha suspeita ou as interpretações que faço do que ele faz ou diz (lembre-se do triângulo e de tudo o que o cérebro faz com as interpretações).

"E se no fim das contas eu tiver razão?", você deve estar se perguntando. Acertar em uma das várias opções antecipadas não é fruto da intuição, mas da ansiedade e do medo responsável por essa antecipação. E acertar o que vai acontecer no futuro também não é ter um "sexto sentido", pois pode ser pura probabilidade. Por exemplo, se você concebe 37 ideias possíveis, não é estranho que acerte uma, pois, quanto mais possibilidades antecipadas, mais altas serão as chances de acerto.

Então, quando quiser diferenciar se o que sente é ansiedade ou intuição, pense que a intuição...

... não é fruto da razão nem de crenças irracionais.

... não provém dos seus conhecimentos ou experiências anteriores.

... não lhe dirá que caminho NÃO tomar, mas sim que caminho TOMAR (não evita, mas motiva).

... não surge acompanhada do medo.

... não surge pela necessidade de conhecer o futuro.

O ponto final

Quando o vínculo em um relacionamento é dependente, nunca há ponto e vírgula nem reticências. Deve ser sempre um ponto-final. Sempre! Um casal que manteve um relacionamento dependente continuará assim, não importa quanto tempo passe ou que forma essa relação assuma.

Eu posso manter um relacionamento de amizade com meu ex? E um relacionamento tipo amizade colorida?

Definitivamente, não. Nem um nem outro.

Quando terminamos um relacionamento, pensamos nessas possibilidades porque acreditamos que é melhor ter pelo menos uma amizade, ou um encontro sexual esporádico, do que não ter nada. Bem, isso poderia até ser viável se o relacionamento fosse saudável, mas esse não é seu caso, do contrário não estaria lendo este livro.

A amizade após um relacionamento tóxico não existe. As amizades são apoios emocionais que exigem confiança e cuidado mútuo. Pense que você não teve nada disso – pelo menos não de maneira estável – durante todo o relacionamento, então por que teria após a separação? Por outro lado, alguém que você só encontra para manter relações sexuais não é bem um amigo. E isso nos leva ao próximo ponto.

Algumas pessoas defendem que, se o sexo era a única coisa boa do relacionamento, não haveria problema encontrar o ex só para transar. Eu contra-argumento lembrando que, se já é complicado separar o ato sexual das emoções, imagine se esses encontros forem com um ex com quem mantivemos um vínculo tóxico?

O vínculo dependente sempre existirá entre vocês, não importa o tempo que passe. Quando duas pessoas aprendem a se relacionar entre si, esse aprendizado fica gravado, ainda que a relação mude de forma.

Se você tenta porque, de alguma maneira, continua acreditando que isso não vai acontecer com você, ou porque acha que o que viveu é especial ou diferente, eu lhe garanto que é bem provável que você caia na armadilha do ciclo da separação dependente (que será explicado mais à frente).

Eu sei que, neste momento, isso pode deixá-lo meio cético. E sei porque, como já contei, eu também estive no seu lugar há alguns anos. Sempre que um homem fazia com que eu me sentisse humilhada, eu me irritava e pensava que não merecia ser tratada daquela maneira. Porém, mesmo me sentindo um zero à esquerda, eu era incapaz de me distanciar daquelas histórias que foram me consumindo emocionalmente, até eu acreditar não ser uma pessoa digna e merecedora do amor dos outros. Foi assim que, pouco a pouco, fui me perdendo e me vendendo emocionalmente em troca de um pouco de atenção por parte do sexo oposto. Acho que nunca me senti tão burra! Talvez esse meu comportamento seja meu maior arrependimento. Sabe aquela sensação de culpa que bate quando relembramos situações que, hoje em dia, longe do calor do momento, parecem bem diferentes do que pareciam na época?

É exatamente isso que se passa comigo. Confesso que ainda é muito difícil para mim sentir a culpa e a raiva de saber que poderia ter tido um pouco mais de amor-próprio para fazer as coisas de maneira diferente. Agora eu tenho a sorte de entender que não era proposital que eu não conseguisse sair daquela situação. E que, provavelmente, não significa que eu não merecesse o amor dos outros. Na verdade, tenho certeza absoluta de que nem se tratava disso.

"Podemos ser amigos", eu dizia. Amigos para quê? Agora eu sei: para que tivéssemos uma desculpa quando surgisse a nostalgia do relacionamento.

Essa incapacidade de terminar os relacionamentos, pode acreditar, não vinha do nada. Os reforços intermitentes tinham muito peso. Quando as coisas iam bem, elas iam MUITO bem. E você sabe a que me refiro. Tudo era mágico, como saído de um conto de fadas (talvez esse fosse o problema). Aquela perfeição e aquele jorro de amor, por outro lado, fazia com que eu me sentisse a prioridade do outro, e isso, que costuma ser escasso em uma relação, você recebe e aprecia como se fosse sentir pela última vez.

Era isso que acontecia com Alana, uma paciente que fez terapia comigo durante anos. Nós passamos um ano inteiro tentando encontrar um meio-termo entre a emoção e a razão – o que, você já sabe, chama-se intuição.

Ela saía das sessões motivada e decidida a terminar o relacionamento. Poucos dias depois, voltava cheia de dúvidas. Nossas conversas eram pautadas no que seu companheiro fazia e na mágoa que ela sentia quando a pessoa que mais amava no mundo a fazia parecer um nada. Alana dizia que uma das coisas que mais a deixavam em dúvida era que seu parceiro muitas vezes a tratava mal, mas logo depois tentava consertar tudo com presentes ou com atenção extrema. Era aquele "morde e assopra" que a fazia permanecer com ele, sem saber o que fazer com o relacionamento. Quando chegava o momento da verdade, sua mente entrava em colapso e ela não se atrevia a dar o primeiro passo. Durante as sessões, ela me contava que, justo quando enxergava com mais clareza, vinham-lhe as lembranças positivas que a faziam optar por continuar em silêncio, lutando pelo relacionamento.

"Não me separo por causa dos meus filhos"

Quantas vezes escutei isso no meu consultório! Perdi a conta. Eu sei como é difícil imaginar uma separação quando a percebemos a partir da nossa própria dor. Porém, é a sua dor, não a dos seus filhos, que você deve considerar nessa situação.

E mais: se entendermos que o relacionamento que você mantém com seu companheiro é seu, não dos seus filhos, esse argumento não tem lógica. Eles sempre serão seus filhos, e você sempre será o pai ou a mãe deles, estando juntos ou separados.

O que mais ouço durante meu trabalho é a preocupação dos pais de que os filhos sofram com as mudanças ou que vivam em um ambiente hostil. No entanto, nada disso precisa acontecer se a separação for bem administrada. As crianças tendem a se acostumar bem rápido com a nova dinâmica. Então, se você tem filhos, saiba que eles **não precisam de pais que vivam juntos, mas sim de pais felizes**. Afinal, quando uma criança vê que seu adulto de referência e seu refúgio emocional se mantém calmo em situações difíceis, que tem certa estabilidade emocional, ela confiará que está tudo bem. Por outro lado, se vê que os adultos perderam a estabilidade emocional, que sofrem constantemente, que brigam o tempo todo e que o ambiente em casa é hostil, sentirá que tudo vai mal e que qualquer coisa pode acontecer a qualquer momento (incerteza). Com pais imprevisíveis, a criança se sentirá desprotegida, sem ter em quem confiar, o que equivale ao mal-estar emocional, um desconforto psicológico que ela pode carregar até a adolescência ou a idade adulta (embora algumas crianças somatizem antes).

Você nem imagina quantos pacientes adultos com histórias de pais que preferiram não se separar já me confessaram que ter visto seus pais mal durante a infância ou a adolescência os afastou e os fez procurar refúgio em outras pessoas fora do círculo familiar. Isso na melhor das hipóteses!

Aguentar um relacionamento pelos filhos e acreditar que essa é a melhor decisão pode ser um raciocínio emocional. O **raciocínio emocional** pertence ao grupo de distorções cognitivas (esquemas mentais ofuscados por uma percepção que, por sua vez, é condicionada pelas vivências e pelo aprendizado da pessoa). O raciocínio emocional tentaria, nesse caso, chegar a uma conclusão condicionada pelo que você sente. Você pode estar se perguntando se isso não é normal. Não, não é, por isso é classificado como distorção. Digamos que, quando fazemos um raciocínio emocional, falte-nos informação ou argumento sólido para defendê-lo.

Vou dar outro exemplo:

Imagine que você acabou de terminar com alguém que o decepcionou muito e está achando que "todos os homens/todas as mulheres são iguais". Essa afirmação não lhe parece incoerente? Afinal, você não conhece todas as pessoas deste planeta para afirmar que todas são iguais. Essa é uma conclusão tirada a partir da dor, ou seja, um raciocínio emocional. E o mesmo acontece com relação ao tema desta seção: "Não me separo por causa dos meus filhos." Trata-se de um raciocínio emocional porque nasce de sua dor e porque, uma vez analisada, vemos que é uma crença que se desmorona facilmente.

Contato zero

O "contato zero" é a técnica mais importante para superar a dependência emocional. Com relação a ela, não existe meio-termo, ela deve ser aplicada por inteiro ou não ser aplicada. O motivo para isso é simples: se não for bem aplicada, não funciona.

A ideia é cortar qualquer estímulo relacionado com o outro, evitando prolongar o sofrimento psicológico associado à separação. Além disso, essa técnica nos poupa dos padrões intermitentes dos relacionamentos do tipo "ioiô" (vou falar sobre isso mais à frente).

Como praticar o contato zero?

Vou explicar passo a passo como se aplica essa técnica. Mas, antes, quero que você se despeça definitivamente do seu ex, com todo o respeito por você e pelo que viveram. Isso é fundamental aqui. Digo isso por experiência própria, tanto pelo que vivi quanto pelo que vejo meus pacientes viverem e relatarem.

Lembre-se de que, quando agimos de maneira precipitada, quase sempre nos arrependemos. Por isso é indispensável fazer o exercício que proponho a seguir, sendo consciente de cada passo.

Seu cérebro (e, por que não, seu coração) precisa sentir que está se desprendendo e se afastando de algo, ou seja, deve haver um luto. "Luto" é uma palavra associada ao processo de adaptação emocional posterior a uma perda. No nosso caso, embora a pessoa que você deixou não tenha morrido, para seu cérebro, psicologicamente falando, é como se tivesse morrido. Portanto, é preciso respeitar esse processo, com seus avanços e retrocessos, pelo tempo que for necessário.

CAIXA DE LEMBRANÇAS

Para aumentar a consciência, devemos fazer um ritual. Sim, você leu certo. Quando um ser amado falece, fazemos um velório, um enterro, uma missa, ou seja, um ritual de acordo com sua tradição religiosa. Para a despedida de seu ex, você não vai precisar fazer um velório nem uma missa, mas sim um enterro. Vou explicar:

Passo 1.
Reúna todas as lembranças que você tenha dessa pessoa e do seu relacionamento com ela. Fotos, bilhetes de metrô, ingressos de cinema, ursinhos de pelúcia, camisetas, bonequinhos, etc.

Aqui vale tudo, inclusive as conversas de WhatsApp. Você pode exportá-las e enviá-las para si mesmo por e-mail, em formato de texto. É fácil: entre na conversa com a pessoa, clique nos três pontinhos da parte superior direita da tela e, nas opções que aparecerem, clique em "Mais". Depois, clique em "Exportar conversa" e escolha se quer ou não anexar mídia (fotos, vídeos, áudios, etc.). Em seguida, você poderá escolher para que plataforma vai enviar a conversa. Eu recomendo o e-mail. Ao fim desse processo, você terá um e-mail com todas as conversas reunidas (e fotos e vídeos, caso os tenha incluído). Você também pode, se quiser, baixar esse arquivo e guardar em um HD externo. Assim poderá eliminar o e-mail e não precisará vê-lo sempre que acessar sua conta.

Passo 2.
Guarde todas essas lembranças em uma caixa de papelão, madeira ou metal.

Passo 3.
Depois de guardar tudo na caixa, você precisa "enterrá-la". Quando falo isso, quero dizer que é só não deixá-la à vista, escondendo-a em um lugar de difícil acesso (pode ser em um armário que você nunca abra, por exemplo).

Por enquanto, a ideia é manter tudo guardado. Neste exercício, não sugerimos jogar as lembranças fora porque, nesse caso, a sensação costuma ser de ter jogado fora todo o seu passado. Suas lembranças, no entanto, pertencem a você e à sua história. Jogá-las fora nessa etapa poderia, ainda, ser doloroso demais.

Este exercício serve para avisar à sua mente: "Você tem que se despedir de todas essas coisas, mas vou deixá-las aqui, sem me desfazer delas, para que você possa revisitá-las quando quiser." Fazer isso deixará seu cérebro mais "tranquilo", pois, embora talvez nunca mais você volte a abrir essa caixa e a descarte quando tudo estiver superado, se a sua cabeça receber de cara uma mensagem de "nunca mais", a ansiedade só aumentará. É claro que, se você tiver um sótão como o das meninas bruxas da série *Charmed*, talvez não se importe de manter a caixa guardada eternamente. Você que sabe.

Agora sim, vamos em frente.

Dicas para um contato zero bem-feito

Dica 1: Bloqueie e exclua o ex das suas redes sociais

Sim, você deve bloquear e excluir o perfil dele. Não é suficiente só silenciar ou desativar as notificações. Quando digo "redes sociais", estou me referindo a todas elas: Facebook, X (antigo Twitter), Instagram, WhatsApp, YouTube, Telegram... Todas mesmo!

O motivo para ser tão radical é que não deve haver qualquer facilidade para contatar a pessoa. Se houver uma pequena porta entreaberta, a tentativa de manter contato zero não terá servido de nada. Basta um desses "momentos de fraqueza" (por exemplo: ver um filme romântico num domingo em casa e se lembrar do outro) para romper a abstinência.

Lembre-se: é como uma droga.

Dica 2: Não ligue nem mande mensagem

Bloqueie o número de telefone da pessoa. Se for preciso, exclua-o dos contatos ou troque seu número, para evitar que ela ligue para você ou que você entre em contato com ela.

Meu conselho é que apague todas as conversas e fotos que tiver dessa pessoa no seu celular e que, quando tiver feito isso, apague o número da sua lista de contatos. Lembre-se: antes de dar esse passo, faça o exercício da Caixa de Lembranças.

Dica 3: Não marque encontro com amigos e/ou familiares do outro

Mesmo que você tenha uma boa relação com eles, após ter se despedido dos mais próximos o melhor é não voltar a encontrá-los nem falar com eles, pelo menos por enquanto. Nesse momento, encontrá-los equivaleria a você se lembrar, de maneira indireta, do seu ex.

Dica 4: Não procure de maneira impulsiva

Pense duas vezes e espere, pelo menos, até o dia seguinte. Enquanto isso, sua emoção vai se acalmar e sua razão vai se fortalecer, e você perceberá que, na verdade, não quer isso. Experimente.

Dica 5: Não fale do ex e peça que não falem dele

Eu me refiro a comentários do tipo "vi seu ex não sei onde com não sei quem" ou a perguntas sobre a vida do outro. Pense comigo: de que maneira receber esse tipo de informação poderia ajudá-lo no processo de luto? É isso.

Dica 6: Passe um tempo sem frequentar lugares onde pode vir a encontrar o ex

Você vai poder voltar a esses lugares depois, caso queira.

O cérebro associa lembranças a lugares, cheiros, sabores, pessoas, etc. Nunca aconteceu de você ter comido uma sobremesa que o fez lembrar da infância, ou de ter sentido um perfume que lembrou um familiar? Então, o que você acha que pode acontecer com esses lugares que costumava frequentar com o ex? O cérebro é capaz de suscitar uma emoção perante qualquer estímulo que dispare uma lembrança. Quanto mais afastados permaneçam os estímulos que possam fazê-lo se lembrar do outro, melhor, mesmo que isso implique, por ora, mudança de planos ou de rotina. Com o passar do tempo, você poderá recuperar as rédeas da sua vida, isso eu lhe garanto. Porém, por enquanto, se você realmente quiser dar esse passo, seu cérebro precisa se afastar dos estímulos e você precisa viver o luto.

Algumas pessoas, vendo essas dicas, me perguntam se segui-las não vai piorar o luto. Elas têm medo de nunca mais recuperarem suas vidas, por isso acham que o melhor é ficar na mesma, mantendo seus costumes, sem romper contato com nada nem ninguém (além do ex), como se nada tivesse acontecido. A justificativa que elas dão se mantém firme graças ao orgulho: "Não vou deixar que essa pessoa influencie ainda mais a minha vida." A realidade, no entanto, é bem diferente. Infelizmente, o que costumamos conseguir com essa crença é o oposto do que esperamos. Quanto mais contato tivermos com o que for relacionado ao outro, de maneira direta ou indireta, mais influência isso terá na nossa vida.

Outras pessoas acreditam que o melhor é "pôr-se à prova" constantemente para comprovar se continuam sentindo algo pelo ex. Ora, isso também não é uma boa ideia. A vida não é um jogo para que você tenha que se pôr à prova. Você começaria a correr logo depois de uma cirurgia no tornozelo? Então por que provocar um encontro durante um processo de luto? Como pode ver, é um absurdo, mas eu não culpo ninguém por tais crenças. A educação emocional é um bem escasso.

Algumas vezes, a própria situação não permite fazer contato zero (um casal com filhos com guarda compartilhada, convivência no trabalho, etc.). Entretanto, na medida do possível, mesmo nesses casos é importante tentar estabelecê-lo.

Por exemplo, se você mantém uma relação cordial com seu ou sua ex porque têm filhos em comum mas deseja fazer contato zero, só fale com ele ou ela sobre assuntos relacionados aos filhos. No momento em que a conversa se desviar para algo mais sentimental e você intuir que isso pode lhe fazer mal, encerre a conversa. Como você pode ver, nesse caso, o contato zero se aplica ao tipo de tema.

Às vezes me perguntam se agir assim e ignorar tais situações ou comentários é fazer ghosting, e a resposta é **não**. Lembre-se de que, para que seja ghosting, deve haver certo grau de responsabilidade afetiva no relacionamento. E, em uma relação cuja única responsabilidade é o cuidado dos filhos – e em que a comunicação é mantida só para falarem deles, sendo esse o vínculo que ainda une as duas partes –, não existe responsabilidade afetiva. Nesses casos, não responder ou desaparecer da conversa quando o assunto não é do seu interesse ou quando está se desviando para algo mais emocional não é considerado ghosting. Sendo assim, você está no seu pleno direito de não responder, desaparecer ou ignorar o outro quando considerar oportuno (desde que não se trate de evitar responsabilidades com relação aos filhos).

O mesmo acontece com colegas de trabalho. Se seu relacionamento dependente for com um colega de trabalho, talvez você seja obrigado a manter o contato para questões profissionais. Mas, eu insisto, para qualquer outra coisa que não se refira ao trabalho, você pode se fingir de surdo.

Dificuldade de manter contato zero

O próprio luto dos relacionamentos dependentes é terrível. Um dia você está bem, com força, sentindo-se capaz de enfrentar tudo, e no dia seguinte você está se sentindo péssimo, chorando pelos cantos e pensando que nada faz sentido. O luto por si só já é difícil e complicado, mas os desse tipo também são muito dolorosos.

No início você passa alguns dias (ou semanas) como se fosse uma alma penada. Não quer sair de casa, não tem vontade de fazer nada nem de ver ninguém, só sabe que quer voltar para aquela pessoa. De repente, tudo parece estar bem, você se sente mais forte, com energia e acompanhada dos amigos e familiares que conhecem a história. Não resta a menor dúvida, você não voltaria para seu parceiro nem sob tortura! No dia seguinte (às vezes, poucas horas depois), o desânimo reaparece. Você não para de pensar naquela pessoa, em quanto a ama e nas boas lembranças que têm em comum. Até passa pela sua cabeça a hipótese de que ela talvez já esteja com outro, que talvez até já tenha se esquecido de você. Nesse momento, ativa-se seu sistema de apego (a torre de comando que envia ao cérebro sinais de um possível "abandono" e do perigo que isso gera para a sobrevivência do indivíduo em termos evolutivos) e você pensa que é uma boa ideia voltar a chamar a atenção daquela pessoa de alguma maneira (comportamento de protesto). Nesses momentos, às vezes o orgulho acaba vencendo (o que é uma bênção nesses casos), outras vezes, é a vontade que manda – e aí você sucumbe, novamente.

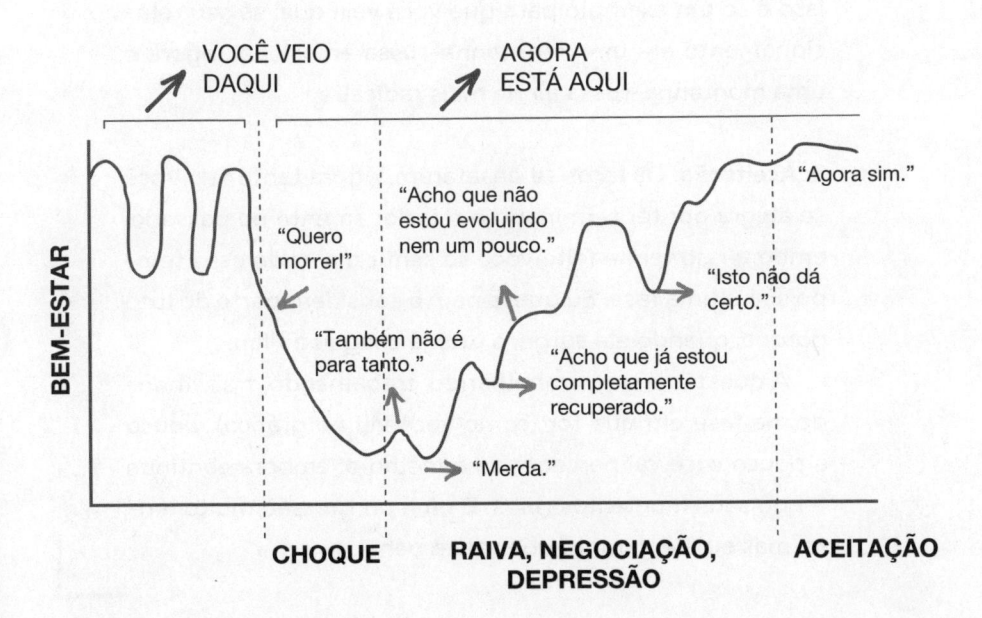

Costuma-se dizer que os lutos têm cinco fases. Porém, todos os casos de luto estudados até hoje envolvem perdas reais de familiares e seres queridos. No nosso caso é diferente, então vou falar sobre o tipo que vejo no meu consultório, que costuma ter algumas fases:

1. Choque. Negação. É a primeira fase após o término definitivo, quando surge a "tempestade emocional". Você se sente tão mal emocionalmente que parece que chegou ao fundo do poço. Isso é normal, afinal seu cérebro está processando a perda e ainda não entende muito bem o que está acontecendo.

2. Raiva. Negociação. Depressão. Tudo isso junto. É uma fase em que você está muito irritado com o ex, mas de repente sente sua falta e precisa negociar consigo mesmo para não entrar em contato. Depois volta a sentir raiva, pois se lembra de como esse relacionamento deixou você mal, e tristeza, por estar consciente da situação que está vivendo. Isso é só um exemplo para que você veja que, se seu relacionamento era uma montanha-russa emocional, agora é uma montanha-russa ainda mais radical.

3. Aceitação. Os laços se desataram. Agora tanto faz. Você se alegra por ter terminado o relacionamento no passado, embora isso tenha feito você se sentir mal todo esse tempo. É a última fase. Eu quase nem a considero parte do luto porque, quando ela surge, o luto já chegou ao fim.

A questão é que, trabalhando, trabalhando, trabalhando, na fase em que for (como você viu no gráfico), pouco a pouco você vai percebendo a melhora, embora continue tendo seus momentos ruins. É uma progressão muito lenta, mas eu lhe garanto que vale a pena.

Quantas vezes você vai tropeçar ou voltar a ter contato com seu ex, quanto você vai sofrer ou quanto tempo vai demorar para superar o luto depende de inúmeros fatores, como suas próprias características, as características do relacionamento, o que o outro fizer e seu trabalho consigo mesmo. Esse último fator tem um peso muito grande, mas não é determinante se, por exemplo, o ex o assedia ou persegue (o bom é que não é assim na maioria dos casos, embora isso aconteça). Só não imagine que se trate unicamente de força de vontade.

Você se lembra de quando falei sobre a síndrome de abstinência? A maior parte de meus pacientes menciona como é difícil manter contato zero. Ora, se considerarmos que o relacionamento é uma droga na qual você é viciado, quem resistiria a tomar um pouquinho mais? Com a desculpa de "eu tenho o controle", imaginamos que não haverá problema algum falar ou encontrar a pessoa. Ledo engano. Tem problema, sim, e muito! Imagine alguém que esteja em um centro de reabilitação tratando o vício em cocaína e, em plena abstinência, justifique que não tem problema algum cheirar uma "carreira" para matar um pouco a vontade, porque tem o "controle da situação". Não parece lógico, certo? Aliás, o mais provável é que, após abrir essa exceção, a pessoa entre em um frenesi e volte à estaca zero. Guardando as devidas diferenças, com os relacionamentos dependentes é igual. Esses casos não envolvem uma substância química, é claro, mas lembre-se de que existem estímulos que fazem nosso cérebro produzir as mesmas substâncias de quando usamos alguma droga.

"Mas isso não é fugir do problema? E se, passado algum tempo, eu voltar a encontrar meu ex e me sentir pior justamente por tê-lo evitado todo esse tempo?", me perguntam muitos pacientes. Eu sempre respondo que não é evitação e que ninguém se sentirá pior caso aconteça um encontro inesperado no meio da rua, por exemplo. Veja bem: não estou afirmando que, caso isso aconteça, você não vai levar um susto, mas sim que, após ter se desintoxicado do vínculo, você não sentirá nada a nível romântico se o contato zero foi bem-feito e se já se passou tempo suficiente. Isso é fácil de identificar: **o afastamento deu certo quando você sente que o ex, em termos românticos, não desperta nada em você.**

A maneira de trabalhar uma dependência emocional é semelhante àquela usada para se recuperar do vício em uma substância ou jogo. Nenhum psicólogo ou psiquiatra consideraria deixar seu paciente usando drogas, por exemplo, durante o processo de desintoxicação; e não é por isso que alguns pacientes voltam a consumir (se houver recaída, será por outros fatores, mas não por não terem consumido durante a desintoxicação).

Tudo passa, confie em mim. Prometo que um dia a calma e a estabilidade emocional voltarão, mas é preciso ser forte, ter autocompaixão e paciência, seguindo adiante não importa o que aconteça. **Tirar um tempo para se fortalecer é essencial, mas não basta. É preciso também se esforçar.**

Assim, o contato zero deve ser o mais estrito possível. Embora às vezes seja impossível não rompê-lo, você precisa se esforçar ao máximo para alcançar esse objetivo.

Como você já viu, ter uma recaída é fácil, mas existe uma estratégia que pode ajudar a evitar essa situação. Ela se rege por um princípio importantíssimo: não tem sentido aproximar-se do que poderia desencadear "o consumo". Explico:

Comece fazendo duas listas. A primeira deve conter as situações que você quer evitar.

Coisas que eu quero evitar

Exemplos: falar com o ex, encontrar o ex, dormir com o ex, reatar com o ex, etc.

Agora é sua vez:

_____

_____

_____

_____

_____

A segunda será uma lista de todas as coisas que facilitam as recaídas nas situações descritas na lista anterior.

Coisas que me fazem ter recaídas em situações que eu quero evitar

Exemplos: sair, consumir bebida alcoólica e ficar com o celular na mão, ver um filme romântico, passar pela rua X, entrar na loja X, ir ao bar X, escutar a música X, ler notícias sobre reencontros de casais, alimentar qualquer lembrança de quando estavam juntos, etc.

Agora é sua vez:

_____
_____
_____
_____
_____
_____

Todas essas informações são valiosíssimas. Servem para que você trabalhe seu "ponto de não retorno".

Ponto de não retorno

O ponto de não retorno é uma teoria usada na psicologia para trabalhar a administração dos impulsos e pode ser representado da seguinte maneira:

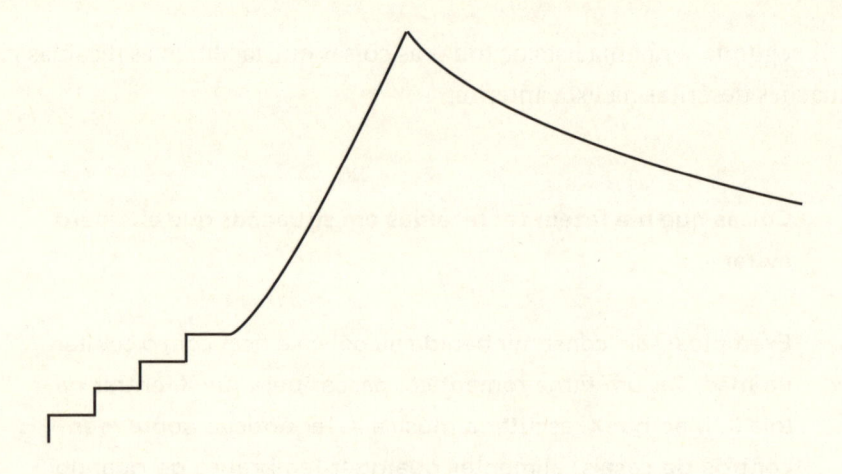

Nesta ilustração, cada degrau representa um estímulo com carga emocional. Dessa forma, cada degrau corresponde a um item que você descreveu na lista do que o faz ter recaídas.

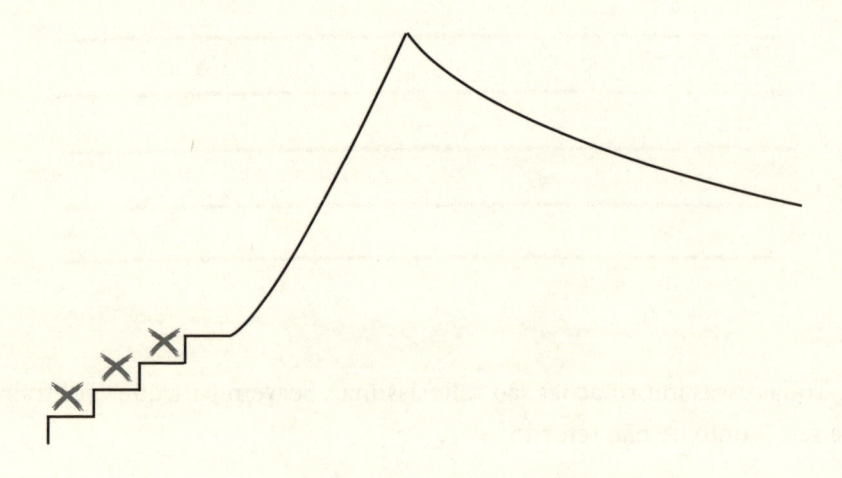

Estes estímulos, como vemos no desenho, vão se somando uns aos outros (é aquela velha história de subir degraus) e vão ganhando intensidade emocional antes da "queda", ou seja, antes que a sua conduta se descontrole.

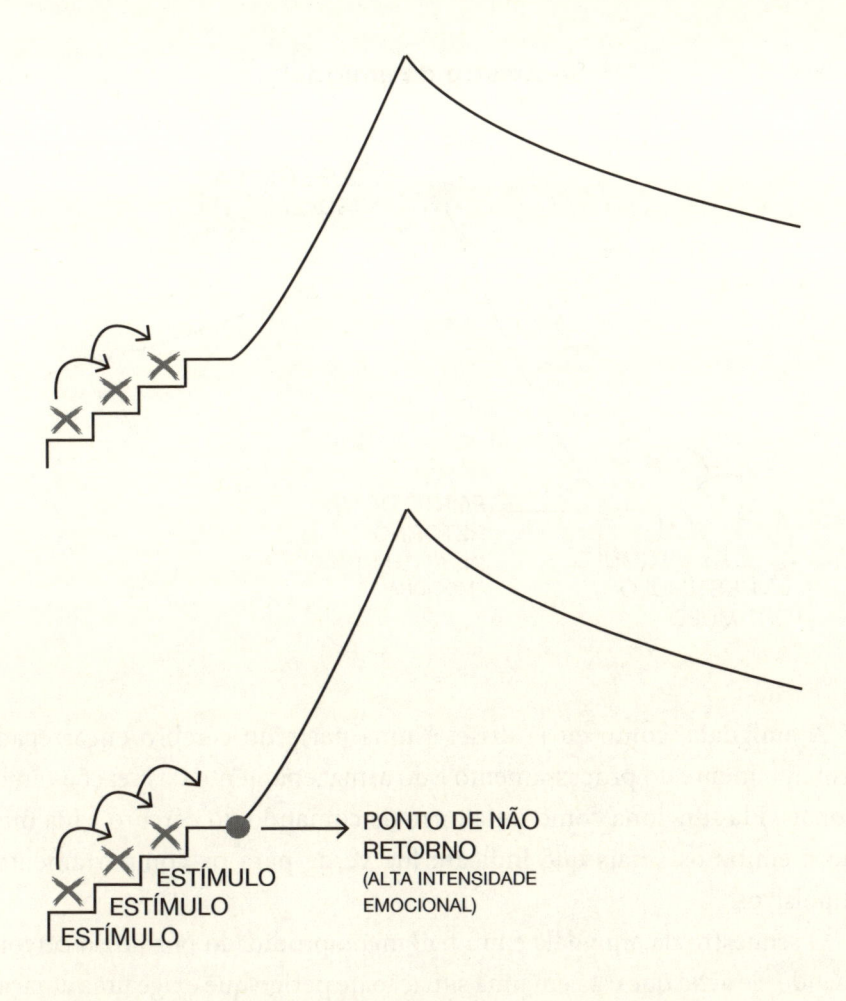

O ponto de não retorno é o nível de onde, uma vez que você acumulou uma grande quantidade de intensidade emocional, não é possível voltar atrás, restando-lhe apenas a possibilidade de subir, com rapidez, até agir de maneira completamente emocional e compulsiva. Quando você chega ao ponto de não retorno, também não consegue frear. Estou mencionando isso porque tem um jeito de não "cair": frear quando ainda for possível, ou seja, quando você identificar que está subindo os degraus.

Se você sobe degraus é porque não está no ponto de não retorno. Portanto, fisiológica, emocional, comportamental e cognitivamente falando, seu corpo lhe permite se conscientizar da situação e frear, o que de outra maneira seria impossível. E vou lhe dizer por quê.

Sequestro da amígdala:

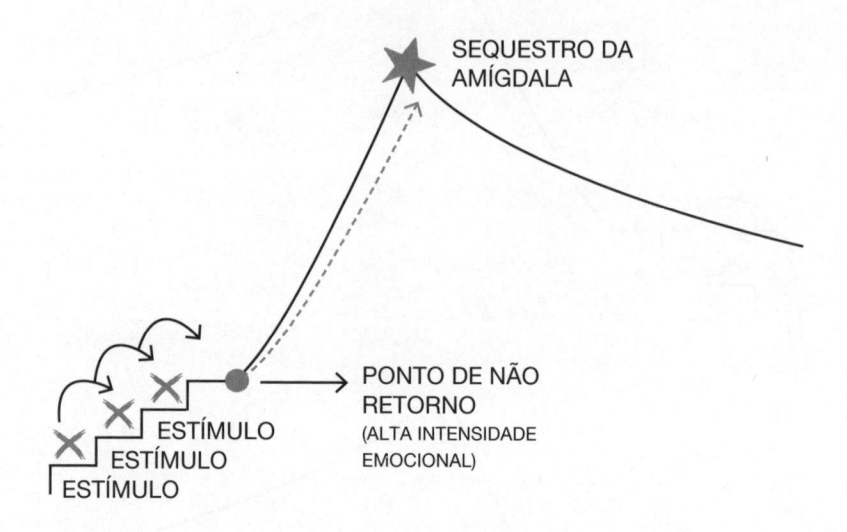

```
                          ★ SEQUESTRO DA
                            AMÍGDALA


      ×  ×                → PONTO DE NÃO
        × ESTÍMULO          RETORNO
         ESTÍMULO           (ALTA INTENSIDADE
       ESTÍMULO             EMOCIONAL)
```

A amígdala, como eu já disse, é uma parte do cérebro encarregada principalmente do processamento e do armazenamento das reações emocionais. Ela funciona como uma torre de comando do cérebro, cuja missão é emitir os sinais que indicam luz verde para os comportamentos impulsivos.

O sequestro da amígdala é um fenômeno produzido por nosso cérebro quando ele acha que está em uma situação de perigo que exige uma atuação para garantir a sobrevivência. Nós sabemos que simplesmente voltar com o ex não é uma situação que colocará sua vida em risco (pelo menos a princípio), mas em termos emocionais, sim.

Em termos de apego, seu cérebro entende que, se você não está com essa pessoa, ficará sozinho no mundo, e uma pessoa sozinha dificilmente poderia sobreviver. Olha a confusão que seu cérebro inventou! Por isso ele ativa o alarme da sobrevivência e considera que deve parar de processar informação e agir. Para tanto, ativa a amígdala, encarregada da parte mais emocional das pessoas, e desativa a razão, responsável pelos processos cognitivos mais complexos, abrindo caminho para a conduta impulsiva.

É assim que o nosso cérebro funciona.

A ideia então é **trabalhar a identificação de estímulos** e as situações de risco que você quer evitar para alcançar os seguintes objetivos:

- Conhecer, de maneira consciente, como seu corpo reage perante as situações descritas na sua lista de coisas que o fazem ter recaídas em situações que gostaria de evitar.
- Conhecer, de maneira consciente, o que pode acontecer se você reagir de forma impulsiva. Ou seja, saber de antemão as consequências de ter recaída naquilo que queria evitar.
- Evitar resultados negativos e trabalhar de maneira a preveni--los.
- Entender quais estímulos o desestabilizam emocionalmente.
- Evitar a exposição a estímulos desnecessários que afetam seu ânimo.
- Saber como agir, antes de atuar de maneira impulsiva ou de cabeça quente.
- Trabalhar o autoconhecimento.
- Encontrar maneiras possíveis de administrar essas situações.

Você deve considerar que, se conhece os estímulos que o levam ao ponto de não retorno e se sabe onde ele fica, saberá aonde não pode chegar (conhecerá o limite). Isso lhe permitirá pensar em um controle de estímulo e em uma regulação emocional por meio de estratégias adequadas para cada uma das situações que você enfrentar.

Para que você entenda direitinho, vou lhe contar o caso da **Gema**, que estava em tratamento para parar de se encontrar com o ex, de quem tentava se separar havia três anos. Ela já tinha tentado de tudo, mas nada funcionava. Em uma das sessões, nossa proposta foi trabalhar o contato zero. No início funcionou, mas, três semanas depois, Gema voltou ao consultório dizendo que tinha dormido com ele outra vez.

O que acontecera?

Gema não estava empregando bem o contato zero. Ela não havia considerado que frequentava a mesma academia do ex. Ainda que ela tentasse ir em horários diferentes, ele parecia forçar os encontros e aparecia quando sabia que ela estaria lá.

O que Gema me relatou no consultório foi que eles se viram e trocaram algumas palavras. Mais tarde, ela o desbloqueou no WhatsApp e ele aproveitou para enviar uma mensagem dizendo quanto estava arrependido de tudo o que fizera. Isso amoleceu o coração de Gema, e por fim eles se encontraram.

Era curioso ver como minha paciente relatava tudo isso muito irritada consigo mesma. É claro que se sentia assim, pois não era a primeira vez que acontecia. Gema me contava tudo isso usando a razão, friamente. É que, no calor do momento, ela de fato havia acreditado na mudança do ex, mas depois, com os pés no chão, sabia que tudo era mentira, pois já escutara a mesma desculpa outras vezes.

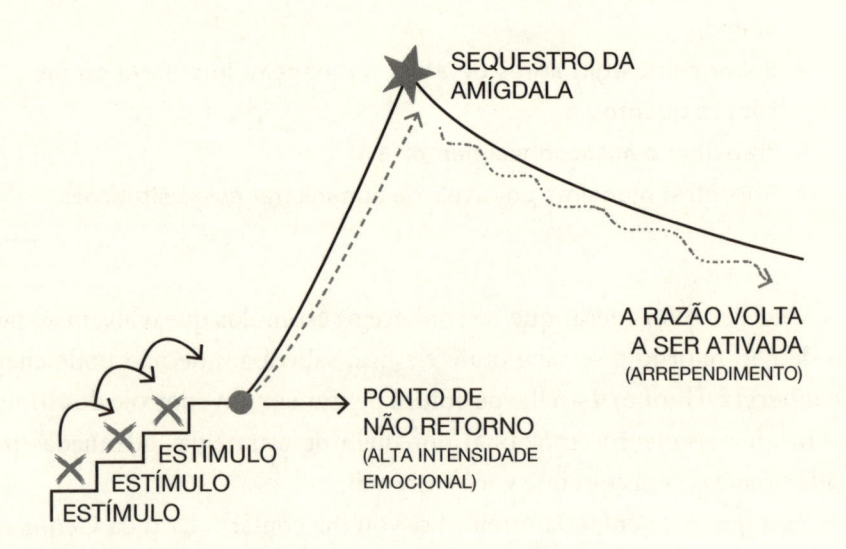

Diagrama: Três ESTÍMULOS levam a um PONTO DE NÃO RETORNO (ALTA INTENSIDADE EMOCIONAL), que sobe até o SEQUESTRO DA AMÍGDALA, e depois desce para A RAZÃO VOLTA A SER ATIVADA (ARREPENDIMENTO).

– Gema – eu lhe disse –, você tem todo o direito de estar chateada, eu entendo. Mas, por favor, não volte a se castigar. Você já tem uma carga suficientemente pesada brigando com a dependência emocional. Você não tem culpa. Preste atenção no que aconteceu de verdade.

E eu expliquei a ela o que vou lhe explicar agora.

Vamos ver quantos degraus ela subiu nessa história:

Degrau 1: Continuar frequentando a mesma academia que o ex.
Degrau 2: Conversar com o ex na academia.
Degrau 3: Desbloquear o ex no WhatsApp.
Degrau 4: Ler a mensagem que ele enviou.
Degrau 5: Responder a essa mensagem.
Degrau 6 e ponto de não retorno: marcar um encontro com ele.

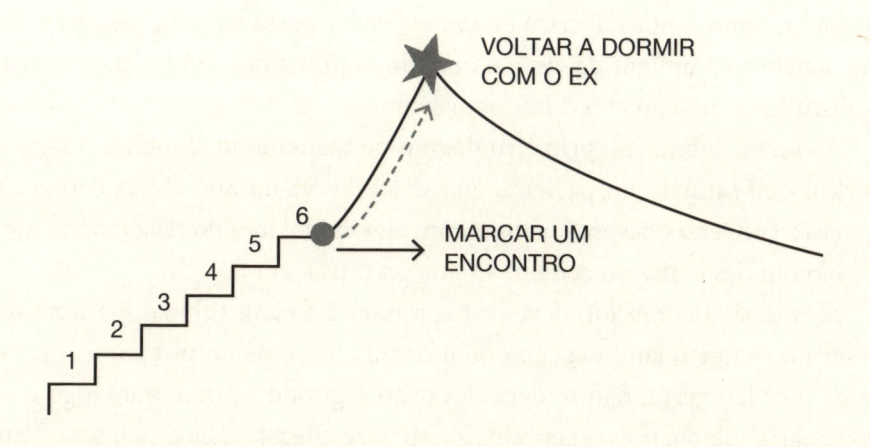

Uma das coisas que ela queria evitar era voltar a dormir com ele. E isso, após um contato zero, não acontece por pura mágica. Preste atenção em todos os degraus que Gema subiu sem perceber. Marcar um encontro facilitou que voltassem a dormir juntos, mas isso poderia ter sido evitado se ela não tivesse subido tantos degraus. E cada degrau poderia ter sido evitado se ela não tivesse subido o anterior. Se Gema não tivesse continuado frequentando a mesma academia que o ex, provavelmente não teriam "se esbarrado", e nada do que veio depois teria acontecido. Cada degrau subido torna mais provável que o próximo também seja galgado.

Obviamente o que trabalhei com Gema, nessa sessão, foi o controle de estímulos, que envolve o controle do entorno e das coisas que identificamos como agentes que nos levam ao ponto de não retorno.

Foi essa mesma estratégia que usei com **Pedro**.

Pedro sofria muito ao ir ao mesmo café que frequentava com a ex. Sempre que ia trabalhar e passava na porta do estabelecimento, lia o nome no letreiro e sentia o cheiro do café – assim, subia o primeiro degrau. Isso o fazia se lembrar dos bons momentos com a ex – segundo degrau, e lhe dava muita vontade de entrar em contato com ela. Porém, como ele sabia que não podia fazer isso, entrava nas redes sociais dela – terceiro degrau e ponto de não retorno para retomar o contato. Em certa ocasião, Pedro caiu na armadilha, escreveu para ela e eles se encontraram. No entanto, ao perceber a espiral em que estava metido, decidiu parar de passar, preventivamente, na porta do café. Pelo menos durante um tempo. Nisso já se passaram muitos anos. É claro que agora Pedro passa na porta do café e até entra nele com amigos de vez em quando, sem maiores problemas. Afinal, a abstinência não precisa durar para sempre.

Às vezes, subimos o primeiro degrau de maneira involuntária. Esse foi o caso de **Manuel**, um paciente que se lembrava do que vivera com a ex graças a conversas despretensiosas com alguém de fora do relacionamento.

No fim das contas, o cérebro só precisa puxar um fio.

Mas, seja lá como for, devemos aprender a frear a subida. E a hora de pisar no freio é quando você nota que está com o pé no primeiro degrau. Sim, você leu certo: não se deixe levar ao segundo degrau! Pare logo que começar a subida, pois quanto mais alto você chegar, mais difícil será frear e mais dolorosa será a queda.

Pegue um caderninho e anote o que você está fazendo nesse primeiro degrau, como se sente emocionalmente, o que você pensa e os sintomas físicos que tem.

O QUE ESTOU FAZENDO?	COMO ME SINTO?	O QUE PENSO?	QUE SINTOMAS SINTO NO MEU CORPO?

Essas perguntas são fundamentais para que você crie consciência sobre como reage diante das mais variadas situações. Após registrar algumas respostas, observe se elas costumam se repetir, se as coisas parecem diferentes após um tempo ou se você acha que existe alguma estratégia que poderia ajudá-lo a administrar cada uma delas.

Outra ferramenta que costuma ajudar bastante a regular a ativação fisiológica, comportamental, cognitiva e emocional é o **tempo fora**.

Tempo fora é a técnica mais útil para a maioria dos casos em que queremos parar de subir degraus. Ela se refere a "deixar passar um tempo" ou "sair da situação". É como se você estivesse jogando e pedisse ao juiz um tempo para sair de campo e esfriar a cabeça.

Essa estratégia costuma ser usada com crianças que se comportam de maneira indesejada em sala de aula. Ela consiste em tirar a criança do local por alguns minutos e, longe dali, aconselhá-la a respirar profundamente e a pensar sobre a situação, de modo que volte mais calma para a sala. O curioso é que essa técnica também funciona para adultos envolvidos no tipo de situação de que estamos falando.

Alguns exemplos:

- Sair para dar um passeio de 20 minutos.
- Se estiver em casa, ir para outro cômodo.
- Desligar o celular e guardá-lo em uma gaveta.
- Conversar com alguém sobre assuntos aleatórios.
- Conversar com seu terapeuta.
- Fazer algum passatempo, como sudoku, caça-palavras, palavras cruzadas.
- Fazer uma contagem regressiva, de 100 a 0, subtraindo de três em três.

> ## SE FICAMOS JUNTOS POUCOS MESES, POR QUE A SEPARAÇÃO ME DÓI TANTO?
>
> A resposta está na paixão, a fase que vem depois da "atração" e antes do "amor real", e que é justamente a mais intensa de um relacionamento.
>
> Portanto, se o término acontece durante a fase mais intensa, o luto também é mais intenso e doloroso, pois implica uma queda livre emocional. É como passar de cem a zero em muito pouco tempo. É um corte abrupto.
>
> Ao contrário do que se imagina, se o término acontece na fase do "amor real", o luto também é muito doloroso, mas não costumamos vivenciá-lo de maneira tão incrivelmente intensa, exceto em casos específicos.

As armadilhas da dependência

Se você acha pouco o que vimos até agora, a dependência emocional ainda nos guarda algumas surpresas.

A armadilha de sentir que perdemos alguém para lutar por nós

Lembre-se sempre dessa armadilha quando houver tentativas de término. Você sabe bem como é: você propõe a separação, o outro diz que vai mudar. Ele até muda durante alguns dias, mas logo tudo volta a ser como antes.

Quando alguém se afasta de nós ou quando estamos a ponto de romper um vínculo, reagimos para impedir que isso aconteça, usando toda a nossa artilharia. Mas isso não é exatamente amor, e sim um mecanismo de defesa.

Nosso cérebro, focado em soluções a curto prazo, procura um mecanismo de ação rápida para evitar o sofrimento pós-separação. E a melhor "arma" que ele tem é ativar esse mecanismo de defesa que consiste em reagir, gastar muita energia e dar ao relacionamento tudo o que não foi oferecido até então, com a intenção de manter o vínculo.

Algumas pessoas reagem promovendo mudanças reais, tentando mudar seu comportamento de maneira estável. Isso é saudável e funcional. Outras tantas (a maioria) mudam durante alguns dias, mas depois voltam à rotina e ao comportamento de sempre. Neste caso, o mais provável é que a situação de "mudança e volta à normalidade" se repita indefinidamente.

A armadilha da última conversa

Nos relacionamentos dependentes, sempre existem assuntos a serem resolvidos e esclarecidos por conta das incertezas constantes – lembra-se de que eu lhe disse que a dissonância cognitiva sempre o acompanharia no relacionamento? Sempre há coisas a serem ditas. Parece que, até rompendo o vínculo, "falta algo mais", como uma espécie de ponto-final que não chega nunca, o que o impede de seguir em frente. Ainda que você tenha decidido terminar, sempre virá em sua mente um assunto não resolvido que o impedirá de continuar com o luto e de ficar em paz e tranquilidade. Por exemplo: "Se ela dizia que me amava de verdade, por que me deixou aqui e saiu com os amigos?", "Por que fulano me disse que eu falei não sei o quê, enquanto ele me dizia o contrário?".

Por conta de todas essas dúvidas, você resolve conversar "pela última vez" para esclarecer tudo definitivamente. E essa "última conversa" é o momento perfeito para cair de novo na armadilha do falso amor dependente. Em outras palavras, é a chance de voltar a tentar pela milésima vez.

Você não pode conviver com as dúvidas, isso é mais forte do que você (eu sempre disse que a incerteza é a emoção mais difícil de controlar). Então, nesse espaço motivado pela incerteza e pela necessidade urgente de esclarecer tudo, cheio de questões e vulnerabilidade, o outro pode aproveitar para dar as respostas que sabe que você precisa escutar e, desse jeito, voltar a manipulá-lo.

Meu conselho é que você preste atenção e não caia na armadilha. Afinal, você não terminou a relação sem motivo (considere suas listas de custos e benefícios, que devem estar sempre por perto, sobretudo nos primeiros meses do luto). Portanto, agarre-se nisso. **Reatar só fará o problema ficar ainda maior do que já é.**

Quando sentir vontade de voltar para o ex, pergunte-se:

- Vou reatar o relacionamento porque realmente sinto saudade dessa pessoa ou porque a idealizei?
- Quero reatar o relacionamento porque sinto falta dessa pessoa ou dos bons momentos que tivemos?
- É possível que eu volte a ter bons momentos com outra pessoa no futuro, quando estiver melhor e tiver superado o término?
- Pode ser que o que penso sobre o relacionamento esteja condicionado pela negação de sentir a dor da perda?
- Eu voltaria com meu ex por comodidade?
- Eu tenho alguma prova real de que o relacionamento vai mudar, ou, na verdade, é mais uma ilusão de que o que eu sinto vai mudar?
- Eu realmente quero voltar com meu ex, ou apenas estou com medo de ficar só e de não encontrar ninguém que volte a me fazer feliz? (Lembre-se: sua felicidade não depende de ninguém.)
- Alguma coisa mudou para que eu decida dar uma nova chance ao relacionamento?
- Por que motivo eu poderia querer voltar para o meu ex?
- É possível que eu sinta mais falta do que fazíamos juntos que da pessoa?

Quando seu ex voltar, lembre-se do que você sentiu quando ele foi embora.

A armadilha da "anestesia emocional"

Essa armadilha se ativa graças a um mecanismo de defesa que nosso cérebro, mais uma vez, coloca em ação pensando ser o melhor para nós. (Spoiler: não é.)

Como você já sabe, nossa mente opera em curto prazo e tem um séquito de mecanismos de defesa preparados para evitar o sofrimento de maneira instantânea, embora isso geralmente signifique um bem-estar passageiro, que dura milésimos de segundos, e um mal-estar posterior, de dias. Portanto, durante o luto, frente ao mal-estar emocional, o cérebro acha boa ideia projetar, de maneira espontânea, lembranças positivas do que você viveu com o ex.

Espere... mas o melhor para você não era ficar longe do ex? É claro que sim, mas o cérebro nota tanto sofrimento, que prefere pensar nos bons momentos e no bem-estar, ainda que por pouquíssimo tempo, a seguir em frente com a agonia do luto. Ele nem considera o que está por vir. E é aí que mora a armadilha! Nesse momento de "anestesia emocional" em forma de lembrança, você já subiu o primeiro degrau que o levará direto ao ponto de não retorno, caso não pise no freio.

"María, então o cérebro é masoquista", me disse uma das minhas pacientes. É verdade, é um pouco masoquista, sim. No entanto, ele tem boa intenção. Ele não pretende estragar seu luto nem boicotar seu contato zero, muito pelo contrário. Seu cérebro acha que está se comportando muito bem. Se ele pudesse, até daria a si mesmo uma medalha de honra ao mérito.

Ciclo da separação dependente

Quase todos caímos nessa armadilha. É a mais comum. O eterno "ioiô" dos relacionamentos dependentes, a intermitência infinita.

CICLO DO DESAMOR DEPENDENTE

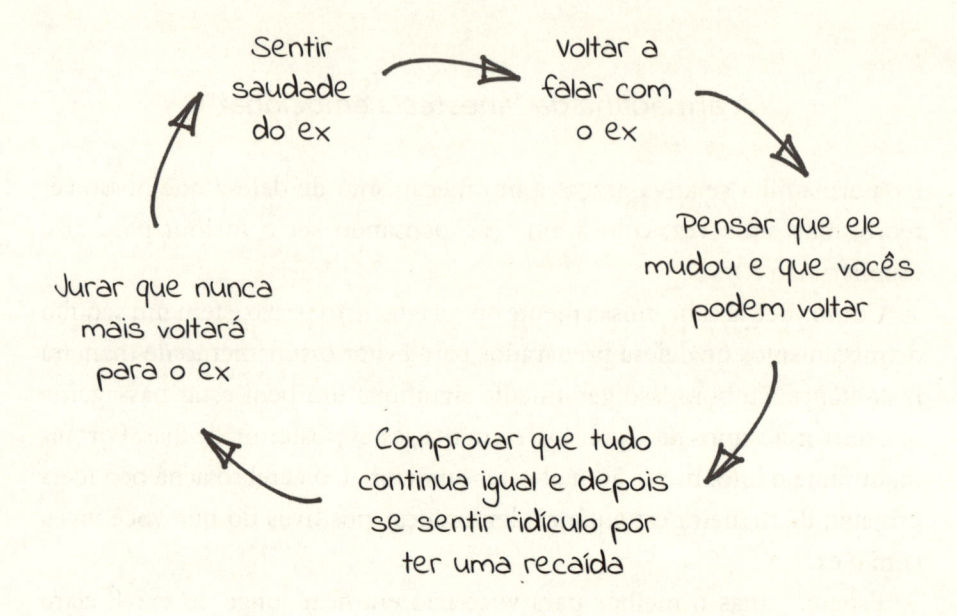

- Sentir saudade do ex
- Voltar a falar com o ex
- Pensar que ele mudou e que vocês podem voltar
- Comprovar que tudo continua igual e depois se sentir ridículo por ter uma recaída
- Jurar que nunca mais voltará para o ex

Isso soa familiar, certo? Esse ciclo pode durar o tempo que você quiser. Gema estava tentando sair de um relacionamento havia três anos, mas vivia caindo nesse ciclo.

Relacionamentos do tipo cipó

Os relacionamentos do tipo cipó são os que vão sendo encadeados um após outro, sem espaço para o luto após a separação.

Eles são baseados em mitos do amor romântico, por exemplo, na concepção de que "para curar um amor é só arranjar outro". Isso é um mito porque se trata de uma ideia errônea. Ninguém é capaz de nos fazer realmente esquecer o ex.

Começar um novo relacionamento ou envolver-se com outra pessoa não vai ajudar você a administrar as emoções do luto resultantes da separação anterior. Pior, vai deixá-las paralisadas.

Quando agimos assim, estamos aprendendo a evitar o mal-estar e a modular nossa emoção com base na dependência do outro. Isso não é saudável.

O "barato" emocional da atração e da paixão por outra pessoa ofusca as sensações e os pensamentos típicos do luto e não deixa espaço para outras emoções. A sensação geral é de bem-estar, mas é possível que esteja sendo gerada uma dependência como forma de se relacionar com os demais. Poderíamos até dizer que o novo companheiro está "ocupando" o lugar emocional do anterior.

O funcional, nesse caso, seria estar sozinho no período do luto, dando tempo e espaço para a tristeza (e para as emoções do luto em geral) e também para a reflexão, aprendendo com a experiência e reaprendendo a estar sozinho. Só depois de fazer isso é que será saudável iniciar um novo relacionamento.

Eu perdi as contas de quantos relacionamentos do tipo cipó já tive. Ninguém me satisfazia o suficiente para que eu me esquecesse do vício que mantinha pela pessoa anterior. E não era culpa dos homens que eu conhecia, era a minha dependência que impedia que eu virasse a página. Eu saía com os caras, dava risadas, me divertia, mas ao chegar em casa me sentia vazia. Não tem como explicar melhor. Algo dentro de mim me dizia que o que eu estava fazendo não era bom para mim, que eu devia parar, mas eu também sentia a necessidade de voltar a me sentir amada. Por isso, quando batia o vazio e a vontade de me sentir desejada, eu pegava meus contatinhos e marcava com alguém. No fundo, eu queria muito me apaixonar de novo. Para falar a verdade, nunca senti que estava "usando" os outros para superar minha separação, mas agora eu sei que as coisas não são bem assim.

10

Estilos de apego

É certo que cada caso é um caso, e que cada relação tem seus matizes e suas particularidades. Porém, graças ao estudo da teoria do apego em adultos, ficou muito mais fácil para nós, psicólogos, fazermos uma análise dos relacionamentos amorosos. Para saber como é ou como será a dinâmica de um relacionamento, só precisamos conhecer o tipo de apego de cada um dos membros do casal.

Segundo o psicólogo John Bowlby, "a teoria do **apego** é uma maneira de conceituar a propensão dos seres humanos a formar vínculos afetivos fortes com os demais e também de estender as diversas maneiras de expressar emoções de angústia, depressão e irritação quando são abandonados ou vivem uma separação ou perda". Ou seja, o apego é a maneira que as pessoas têm de perceber a intimidade e reagir a ela.

De acordo com Bowlby, o tipo de vínculo emocional que você manteve com seus pais ou tutores quando criança exerce uma forte influência nos seus relacionamentos de adulto.

Poderíamos dizer que o sistema de apego é o que proporciona segurança ao ser ativado em situações de ameaça (situações desconhecidas pela criança). Nesses momentos, a criança procura o adulto e, conforme a resposta recebida, ela desenvolverá um apego **seguro** ou acabará desenvolvendo outro tipo de apego: **ansioso**, **evasivo-evitativo** e **desorganizado**. Vejamos as características de cada um deles, conforme o que foi experimentado na infância.

(Antes que você leia o que vem a seguir, eu aviso que essas informações só pretendem ajudá-lo a entender. Os conhecimentos que você vai adquirir não servem para justificar, e sim para explicar. Não use suas próprias conclusões para jogar na cara de ninguém, seria muito injusto. Além disso, sem a ajuda de um profissional qualificado, você poderia se equivocar na sua reflexão. Seus pais também carregam uma mochila emocional. Ainda que às vezes seja difícil acreditar, talvez eles tenham agido pensando que faziam o melhor para você. Precisamos levar em consideração que cada um tem suas peculiaridades e modos de cognição. Como vimos antes, algumas pessoas, por suas características, processam as coisas de maneira diferente – as pessoas viciadas em substâncias ou com transtornos mentais, por exemplo).

Apego seguro

Esse tipo de apego está associado ao sentimento de que os pais são uma base estável em que se pode confiar. Os pais de crianças que crescem com apego seguro correspondem às necessidades afetivas dos filhos e são vistos como refúgio por eles. Nenhuma criança com apego seguro tem medo de ser abandonada pelos pais porque, de alguma maneira, sabe que isso nunca aconteceria.

O apego seguro permite à criança explorar, conhecer o mundo e se relacionar com outras pessoas, com a tranquilidade de sentir que aquele com quem tem esse vínculo de apego e a quem considera como seu refúgio ou referência (um adulto) estará sempre por perto para protegê-la. As crianças seguras são aquelas que sofrem quando ficam longe dos responsáveis, mas que se acalmam quando voltam para perto deles.

Quando não é assim, os medos e as inseguranças afetam sua maneira de interpretar o mundo, bem como influenciam os relacionamentos com outras pessoas e consigo mesma, como veremos a seguir.

Apego ansioso

Esse tipo de apego é resultado de um relacionamento com pais que nem sempre estão disponíveis para os filhos. Tem a ver com a inconsistência nas condutas de cuidado e segurança.

Diante dessa inconsistência, a criança entende que o ambiente não é estável. Isso faz com que ela cresça com a sensação de que o mundo é um lugar perigoso (embora nunca tenha acontecido nada com ela) e de que qualquer coisa pode acontecer a qualquer momento (por exemplo, ser abandonada). Isso gera muito medo e ansiedade com relação ao entorno e insegurança sobre si mesma, já que o terror desencadeado ao acreditar que o mundo é muito instável pode fazer com que ela se sinta incapaz de enfrentá-lo. As crianças com apego ansioso sofrem bastante quando se separam dos pais e demoram muito para se acalmar quando se reencontram com eles.

Apego evasivo-evitativo

Esse tipo de apego está ligado a pais distantes e pouco acessíveis emocionalmente. Em seu relacionamento consigo mesmas, as crianças crescem se sentindo rejeitadas, pouco queridas e pouco valorizadas.

Como consequência disso, não lhes resta outra saída senão aprender a ser autossuficientes. Paradoxalmente isso faz com que se mostrem aos demais como crianças seguras de si e do ambiente em que estão, mas isso não passa de uma barreira que aprenderam a construir para sua própria sobrevivência emocional.

Aparentemente, as crianças com apego evasivo não sofrem nem padecem quando ocorre alguma mudança ou quando se separam dos pais (mas foi demonstrado que sofrem estresse, sim). Essa característica se reflete na distância emocional que costumam estabelecer com os outros.

Apego desorganizado

Esse tipo de apego é uma mistura do apego ansioso com o apego evitativo e é gerado a partir de comportamentos contraditórios e inadequados dos pais.

Associa-se ao abandono, à negligência e à insegurança nos cuidados e carinhos recebidos. Relaciona-se também a crianças que não aprenderam a respeitar os limites e a intimidade, que foram vítimas de traumas na infância.

Muitas situações podem levar ao desenvolvimento de um apego inseguro: crianças que não são ouvidas, crianças invalidadas emocionalmente, crianças maltratadas física ou emocionalmente, crianças vítimas de estupro ou abuso sexual, crianças com pais muito exigentes, crianças superprotegidas, crianças que têm pais excessivamente medrosos, crianças que quase nunca veem os pais porque eles estão sempre viajando ou trabalham muito, crianças não desejadas pela família, crianças com pais que brigam sem parar e não se respeitam, crianças que testemunham violência de gênero, crianças cujos pais têm algum vício ou transtorno mental, crianças cujos pais mantêm um relacionamento totalmente desequilibrado, crianças que foram abandonadas em algum momento da vida ou crianças que vivenciaram uma separação dos pais traumática.

Porém, sabemos que os estilos de apego entre adultos não são condicionados apenas pela relação entre cuidados e atenção recebida dos pais durante a infância. Eles também estão ligados a outros vários fatores (às vivências, como vimos anteriormente). Isso quer dizer que a história pessoal exerce influência no tipo de apego das pessoas e que as características do apego serão refletidas na hora de enfrentar os conflitos emocionais nos relacionamentos amorosos.

Por isso, entre os adultos também encontramos esses quatro tipos de apego, mas eles talvez surjam modificados pelas vivências de todas as etapas da vida, dado que o apego é mutável e pode variar desde a sua formação, na infância. Isso significa que uma pessoa pode nascer e crescer com um apego totalmente seguro, mas, após um relacionamento tóxico, pode desenvolver o tipo ansioso. Também pode acontecer de alguém que tenha migrado de um apego ansioso no relacionamento com os pais para um apego do tipo seguro graças a seu autoconhecimento e suas vivências. Pode ser também que alguém forme, na infância, um apego seguro e o mantenha pelo resto da vida, como vimos nos capítulos anteriores. Ou, como aconteceu comigo, que cresci com um apego seguro, mudei para um ansioso após meu primeiro relacionamento amoroso (tóxico e dependente) e só fui voltar ao seguro bem depois.

Vamos ver com que tipo de apego você se identifica já sendo um adulto ou um jovem adulto:

APEGO SEGURO:

- Você não sente dificuldade de ser carinhoso.
- Você aproveita a intimidade sem se preocupar demais com o relacionamento.
- Você se sente confiante e confortável estando em casal, mas também tem sua independência e respeita a do outro.
- Você gosta de dividir seu tempo com o outro, mas também sabe dar espaço a ele.
- Você se sente correspondido no amor e no relacionamento.
- Você não fica incomodado ao enfrentar os conflitos emocionais e encara com calma qualquer assunto que deva ser tratado no relacionamento.
- Você é capaz de comunicar seus sentimentos e suas necessidades e sabe corresponder aos sentimentos e às necessidades do outro.
- Você não tem medo do abandono, confia no relacionamento e sabe que, se algum dia as coisas não derem certo, terá que aceitar, mesmo que isso doa.
- Você busca apoio de outras pessoas quando precisa e oferece o seu quando necessário.
- Você pode ter um perfil empático.

APEGO ANSIOSO:

- Os relacionamentos amorosos em geral consomem boa parte da sua energia emocional.
- Você se preocupa constantemente com o relacionamento, o que faz seu mundo depender dele.
- Você teme que a pessoa com quem está não alimente as mesmas expectativas que você no relacionamento, o que gera medo de abandono. Esse medo, por sua vez, faz com que você

desenvolva uma atenção excessiva aos pequenos detalhes, como as mudanças de humor, gestos e comportamentos.
- Você intui bem as atitudes dos outros, mas em sua interpretação costuma encarar as coisas como algo pessoal, e isso é negativo porque faz com que você se irrite facilmente. Além disso, você sente muita dificuldade para controlar seus impulsos e costuma meter os pés pelas mãos, embora depois se arrependa e se sinta culpado.
- Com frequência você se descobre procurando problemas onde não existem. Isso faz sentido, pois corresponde à preocupação típica do apego ansioso.
- Você demonstra muita empatia (podem ser perfis empáticos).
- Você se envolve facilmente e vive buscando intimidade emocional, mesmo quando o outro não está preparado para isso. Às vezes, isso o faz acreditar que a outra pessoa não o ama como deveria.
- Você se sente péssimo quando não tem um parceiro.
- Você sente muita dificuldade para sair de um relacionamento.
- Você sofre muito em uma separação.
- Sua vontade de gerar vínculos estreitos às vezes afasta seus pretendentes ou companheiros.
- Você depende muito da aprovação dos outros e costuma duvidar do próprio valor.
- Você costuma idealizar o outro.
- Você costuma deixar que os outros estabeleçam o ritmo do relacionamento.
- Em uma discussão, você tem a necessidade de resolver o conflito imediatamente. Não consegue dormir tranquilo caso estejam irritados um com o outro.
- Se o outro lhe oferece altas doses de atenção, tranquilidade e segurança, você deixa suas preocupações de lado e se sente bem.
- Você tende à codependência.

APEGO EVASIVO-EVITATIVO:

- Você costuma ser uma pessoa distante e fria.
- Embora não tenha medo de compromisso e goste de ter intimidade com o outro, você se sente oprimido se fizer isso em excesso (e aí envia mensagens confusas para o parceiro).
- Você considera incômodo estar excessivamente ligado a outras pessoas ou confiar nelas, por isso tende a insistir muito na importância de pôr limites.
- As pessoas com quem convive costumam se queixar de que você gosta de impor distanciamentos emocionais ou físicos.
- Para você, é complicado expressar o que sente (dizer "eu te amo" pode ser um desafio).
- Falar sobre as emoções, as expectativas ou sobre o rumo tomado pelo relacionamento é complicado para você.
- Embora você possa amar muito alguém, o outro não costuma ser a sua prioridade.
- Os relacionamentos amorosos não lhe causam muita preocupação. Se algum deles não acaba bem, você não fica muito tempo se lamentando.
- É muito difícil para você gerar intimidade afetiva, por isso seus relacionamentos costumam ser superficiais.
- Se alguém o rejeita ou magoa, você tende a se afastar.
- Você fica na defensiva ao menor indício de controle ou invasão do que considera seu território. Você valoriza muito a sua independência e autonomia.
- Você costuma idealizar os ex, mas não fica falando sobre "ex fantasmas" no seu relacionamento atual.
- Durante uma discussão, você precisa se afastar.

Aproveito este espaço para explicar por que o apego evasivo pode ser confundido com o perfil narcisista. Embora sejam duas coisas que, *a priori*, pertençam a dimensões diferentes, as pessoas com perfil narcisista costumam demonstrar um apego de tipo evasivo, embora também seja possível encontrar indivíduos evasivos sem características narcisistas.

APEGO DESORGANIZADO:

- Seus relacionamentos são de amor/ódio.
- Você reage a conflitos de maneira muito explosiva. E mantém uma atitude agressiva mesmo que esses conflitos sejam expostos com tranquilidade.
- Seus relacionamentos são, de maneira geral, muitos conflituosos e dramáticos, instáveis e com muitos altos e baixos emocionais.
- Você tem um medo imenso de ser magoado ou de não respeitarem os seus limites.
- Às vezes, pode parecer que não existe conexão entre o que você faz e o que sente.
- Ao mesmo tempo que pode sentir medo de ser abandonado, você acha complicado manter a intimidade.

Não é fácil descobrir o tipo de apego que temos. Aliás, o normal é pensar: "Ah, eu tenho todos" ou "Estou entre dois". No meu consultório, eu faço a análise da pessoa considerando um eixo cronológico e aspectos de sua vida inteira: relacionamentos familiares, relacionamentos amorosos e de amizade; reações a dificuldades da vida, estudos, trabalho, etc. Não é fácil enxergar, mas, quando conseguimos fazê-lo, entendemos tudo. Costuma ser bastante revelador.

Como já vimos, uma criança pode crescer tendo apego seguro, mas se tiver um relacionamento amoroso tóxico e dependente na adolescência pode modificar seu tipo de apego para ansioso. Também pode acontecer de você vir de um apego ansioso e, após um processo de terapia e um relacionamento saudável, migrar para o tipo seguro.

Sabe-se que, no mundo, mais da metade das pessoas tem apego seguro. Cerca de 25% tem apego evasivo e aproximadamente 20% apresenta ansioso. Mais ou menos de 3% a 4% da população restante demonstra apego desorganizado.

Em média, de 70% a 75% dos adultos continuam pertencendo à mesma categoria de apego ao longo da vida, enquanto de 25% a 30% da população restante muda o estilo de apego por conta das vivências.

É possível mudar de apego voluntariamente? Sim e não. Já que ter um apego seguro é como ter um tesouro, imagino que ninguém queira alterá-lo por nada, muito menos de propósito. Lembre-se, mais uma vez, de que o apego pode mudar por conta das experiências vividas. E alterar um apego inseguro por um seguro, embora seja complicado, é possível. É necessário muito autoconhecimento e esforço, além de experiências que reforcem esse trabalho, para ajudar nosso cérebro a se convencer de que não é preciso interpretar as coisas como ele vem fazendo. Sabe-se que a média de tempo para a mudança é de quatro anos.

Confesso que é complicado resumir toda essa teoria em poucas páginas e entendo que o que expliquei é capaz de gerar uma série de dúvidas. Então tentarei resolver da maneira mais simples, aparando as arestas que restarem. Para isso, vou focar em dois tipos de apego que considero ter muita relevância para o conteúdo deste livro: o apego ansioso e o apego evasivo.

O problema é que, como você vai ver, eles são como o dia e a noite. São polos opostos que se atraem. Portanto – já deve dar para imaginar –, isso é um problemão.

O apego ansioso leva o indivíduo a almejar tranquilidade em seus relacionamentos. Então, acostumado a permanecer em alerta (por medo de ser abandonado), ele procura relações que supostamente lhe oferecerão segurança.

Por sua vez, a pessoa com apego evasivo, como tem um muro ou barreira emocional intransponível, se mostra distante e fria, e pode demonstrar, por conta de suas mensagens diretas e contundentes, que suas ideias são muito claras (lembre-se de que são indivíduos com limites muito marcados). Esses sinais confundem a pessoa com apego ansioso, fazendo-a acreditar que aquilo seria um apego seguro. Esse costuma ser um processo inconsciente e refletido em nossas atitudes. Em princípio, a menos que, além de um apego evasivo, tenha-se um perfil narcisista, ninguém resolve tramar conscientemente esses processos como uma "armadilha emocional" para o outro.

Por outro lado, quem tem apego evasivo, quando procura intimidade, foca nas pessoas que dão uma sensação de que, aconteça o que acontecer, nunca o abandonariam nem rejeitariam, algo em que o indivíduo com apego ansioso costuma ser especialista. Essa combinação é uma bomba-relógio prestes a explodir.

Quando uma pessoa com apego ansioso começa um relacionamento com alguém que tem apego evasivo, existe muita química entre os dois (e isso soa perfeito agora que sabemos quanto de bioquímica está por trás da montanha-russa emocional), mas também, e muito provavelmente, haverá bastante dependência.

Diante de um conflito, o evasivo se sentirá incomodado só de ter que enfrentar a situação emocionalmente e se refugiará em sua "caverna". O ansioso, por sua vez, vai se desesperar e expressar condutas de protesto para chamar a atenção do evasivo (vai atrás dele, tentando, de maneira aflita, resolver o problema), que se perturbará muito mais.

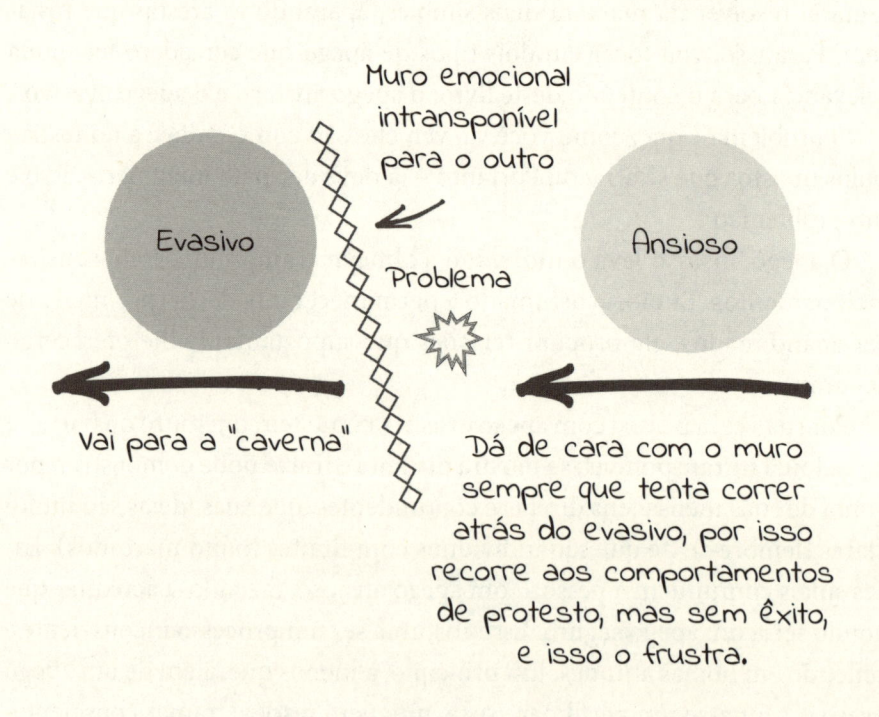

Muro emocional intransponível para o outro

Evasivo

Ansioso

Problema

Vai para a "caverna"

Dá de cara com o muro sempre que tenta correr atrás do evasivo, por isso recorre aos comportamentos de protesto, mas sem êxito, e isso o frustra.

Quando as coisas se acalmam para o evasivo e ele volta como se nada tivesse acontecido, o ansioso está com tudo à flor da pele, pois, enquanto o parceiro estava na caverna, o ansioso esteve sozinho, ruminando seus pensamentos – e isso, como você pode imaginar, é a oportunidade perfeita para o cérebro começar a interpretar, completar informações, antecipar, catastrofizar e concretizar outras atividades próprias da mente. Então quando o evasivo se reaproximar do ansioso para tentar voltar à rotina do casal, poderão acontecer duas coisas.

O ansioso poderá demonstrar uma atitude de protesto ("Não quero falar agora"; ou seja, estou irritado, sem fôlego)...

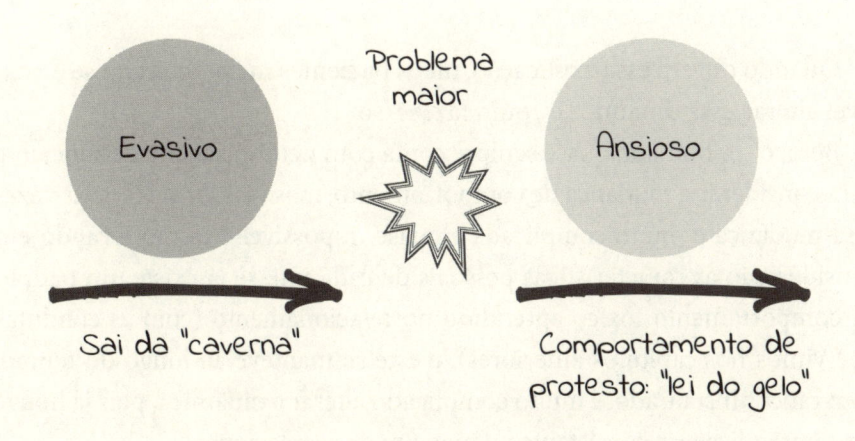

Evasivo   Problema maior   Ansioso

Sai da "caverna"   Comportamento de protesto: "lei do gelo"

... ou eles terão uma briga feia que o evasivo não poderá evitar, e isso fará com que ele se sinta cada vez mais incomodado com os conflitos e aprenda a evitar os problemas por mais tempo (agora não estamos mais falando de horas e, sim, dias). E será assim eternamente, sempre que surgir um conflito. Isso nos leva de volta àquela história sem fim.

Evasivo → ⚡ Problema maior ← **Ansioso**

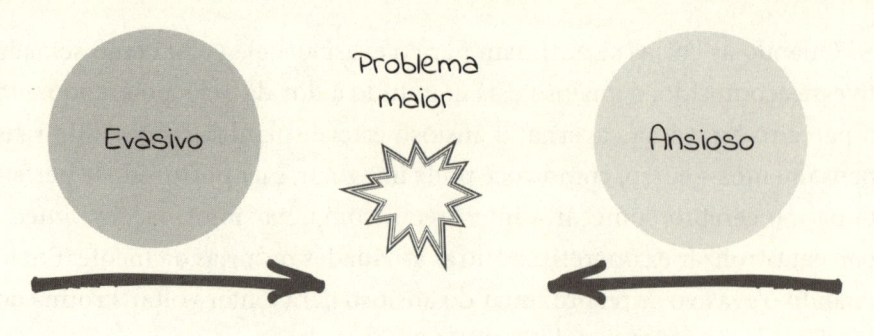

Não há mais conflito, só briga e rancor. Atitude combativa. Ambos se queixam da falta de empatia e compreensão do outro.

Quando ouvem essa explicação, meus pacientes me perguntam se é possível alterar essa dinâmica e como fazer isso.

Bem, o ser humano quase sempre conta com neuroplasticidade suficiente para considerar a mudança de comportamento, mas vou ser sincera: às vezes essa mudança é muito complicada e quase impossível. Mesmo levando em consideração as características pessoais de cada um, se já existe um padrão de comportamento tóxico aprendido no relacionamento (com as condutas que vimos nos capítulos anteriores), e este se manteve ao longo do tempo, com rancor instaurado, é muito complicado alterar a dinâmica, pois já houve uma aprendizagem consistente na maneira de se relacionar.

Se as características pessoais de cada um e as da relação favorecessem a mudança, bastaria entender e treinar ambos os perfis nesta série de instruções determinantes para manter a estabilidade emocional no relacionamento (o que já sabemos ser importante para dar a sensação de segurança e refúgio para o casal, até quando as coisas andam mal):

- O perfil evasivo deve comunicar ao outro sua impossibilidade de enfrentar a situação naquele momento (lembre-se da regra das 24 horas). Isso permite ao perfil ansioso relaxar, pois não lhe causa a sensação típica de "abandono".

- O perfil ansioso deve aprender a administrar pensamentos e interpretações enquanto o perfil evasivo continuar na sua "caverna", para não tornar o problema ainda maior do que já é.
- Quando o perfil evasivo sai da "caverna" e retorna, deve estar disposto a conversar sobre o problema. Fazendo isso, demonstra que também se importa com a situação e que só precisava de um tempo para organizar as ideias e administrar suas emoções.
- O perfil ansioso, longe de emitir um comportamento de protesto, também deverá estar com disposição para estabelecer uma comunicação efetiva na hora de abordar o problema, sem jogar nada na cara do outro, deixando de lado as reclamações.
- Se ambos agirem assim diante do problema, estarão atuando como uma equipe e produzindo um ambiente de estabilidade e segurança no relacionamento.

Quanto às caraterísticas pessoais, também pode acontecer de o evasivo sofrer da famosa síndrome de Peter Pan (muito comum nesses perfis).

Síndrome de Peter Pan:

- Sentem necessidade de ser admirados.
- Têm relacionamentos superficiais.
- Seus companheiros tendem a exercer o papel de mãe/pai, psicólogo ou enfermeiro.
- São muito exigentes nos seus relacionamentos.
- Enxergam o compromisso como um obstáculo à liberdade.
- Atribuem os aspectos negativos a algo externo. Não se responsabilizam por seus atos e jogam a culpa nos outros.
- Sentem-se incompreendidos.
- Focam apenas em si mesmos.
- São pessoas inconformistas, mas não produtivas.
- Têm insegurança e baixa autoestima.

- São incapazes de amadurecer (não querem "crescer" nem assumir responsabilidades extras além das obrigatórias, como o trabalho).
- Ocorre muito frequentemente em homens.

Já o perfil ansioso acabará desenvolvendo a síndrome de Wendy, gerando, assim, uma codependência com alguém de perfil evasivo.

Síndrome de Wendy:

- Costuma ser desenvolvida por pessoas codependentes.
- Sentem necessidade absoluta de satisfazer o outro.
- São pessoas que costumam se esquecer de si mesmas.
- Têm a necessidade de agradar o companheiro.
- Buscam constantemente a aceitação dos demais.
- Têm medo de se sentirem rejeitadas ou de que ninguém as ame.
- Acreditam que, cuidando do outro, não serão abandonadas.
- A pessoa se sente essencial. Acredita que, sem ela, o outro não é capaz de evoluir.
- Costumam conceber o amor como sacrifício.
- Têm tendência à submissão.
- Superprotegem o outro, a ponto de o colocarem como prioridade diante de si mesmas.
- Atribuem os aspectos negativos e os problemas a si mesmas. Assumem todas as reponsabilidades e sempre se consideram culpadas por tudo.
- Costumam fazer o papel de mãe/pai, psicólogo, enfermeiro do outro.
- Ocorre muito frequentemente em mulheres.

Os perfis ansiosos são muito propensos a cair na falsa crença de que têm o poder de mudar o outro ("Tenho certeza de que o amor que sente por mim o fará mudar"). Portanto, são o alvo perfeito das pessoas que jogam com o "eu quero mudar, mas preciso da sua ajuda".

Para mim, o mais importante na hora de definir que tipo de apego cada pessoa tem, é:

- **Observar a atitude.** Eu presto mais atenção no que demonstra com atos do que no que diz com palavras. E me pergunto: "Se eu pudesse silenciar essa pessoa, que sensação a atitude dela perante o relacionamento me transmitiria?"
- **Saber com clareza o que se procura na relação.** "O que vier é lucro" não é uma resposta válida para mim. Tudo bem se deixar levar, mas acho melhor ter um propósito.
- **Procurar várias características de apego sem focar em apenas uma.** Dessa maneira eu consigo ter uma ideia aproximada de como é o estilo de apego da pessoa. Se você tiver um grande conhecimento da teoria do apego, poderá intuir antes qual seu tipo. Caso contrário, vai demorar alguns meses para enxergar com clareza (quando terminar a fase da paixão e vier a da decepção).
- **E agora a mais importante.** Eu presto muita, muita atenção em como a pessoa reage a uma comunicação eficiente. Por isso, não tenho medo de tocar em temas delicados nas conversas. Se eu pergunto a alguém sobre algo complicado e essa pessoa me responde em tom defensivo, para mim isso é informação. Se ela reage tentando evitar o tema, é informação. Se reage me ignorando, é informação. Se reage com escuta ativa e empatia, é informação. <u>Tudo é informação</u>. Algumas vezes, certos pacientes me dizem: "Ai, é que não gosto de falar sobre isso." Então insisto: "E vai gostar menos ainda quando não restar outra alternativa senão discutir o assunto.

11

Relacionamentos saudáveis

Ao longo deste livro, você viu muitas dicas sobre como construir relacionamentos saudáveis. Porém, para que tudo fique ainda mais claro e você tenha uma boa referência, vou lhe dar algumas noções de como seria ter um vínculo saudável e funcional.

Em um relacionamento saudável, estão presentes a maioria destas características:

- A sensação de tranquilidade é constante.
- Vocês dormem em paz à noite, sabendo que no dia seguinte vão continuar se amando.
- Embora existam conflitos, o relacionamento nunca desanda, porque vocês aproveitam a situação para conversar e, juntos, procurar uma solução.
- Vocês interrompem uma conversa quando percebem que ela não levará a lugar nenhum.
- Vocês nunca se sentem inimigos.
- Vocês se responsabilizam pelos próprios erros.
- Vocês pedem desculpas sempre que o outro se sente magoado, não importando se acreditam que a outra pessoa tem razão ou não, pois praticam a empatia e entendem que perceberam as coisas de maneira diferente.

- Não ficam o tempo todo esperando demonstrações de fidelidade nem de compromisso.
- São responsáveis e consequentes com seus atos.
- Praticam a sinceridade, não o sincericídio.
- Mantêm a privacidade, por exemplo, no que diz respeito a e-mails, redes sociais e senhas, porque entendem que não é necessário compartilhar esse tipo de dados com o outro.
- Dividem as tarefas de casa e as obrigações de acordo com a preferência ou habilidade de cada um (e dividem também as que não gostam ou não executam bem).
- Um é a prioridade do outro, sem deixar de lado o universo individual de cada um.
- Vocês sempre podem contar um com o outro.
- Vocês sempre encontram apoio e escutam um ao outro.
- Vocês não têm medo de abordar os conflitos, embora entendam que, às vezes, existem alguns temas mais delicados que outros, que possam gerar certo nervosismo ao serem discutidos.
- Vocês são um casal e também melhores amigos.
- Vocês fazem muitas coisas juntos, mas também fazem outras tantas sozinhos.
- Vocês fazem programas de casal, ainda que morem na mesma casa, porque sabem que a convivência faz acomodar, o que por sua vez traz a rotina, que pode atrapalhar tudo.
- Vocês dedicam um tempo para reavivar emoções e a afetividade em casal.
- Vocês se beijam, se abraçam e dizem que se amam constantemente (sempre que possível, com bom senso).
- A sexualidade do casal é uma ferramenta a mais para alimentar a afetividade no relacionamento, e vocês não a utilizam como moeda de troca.
- A relação é recíproca.
- Todos os dias, vocês se escolhem mútua e livremente.
- Vocês não se sentem presos um ao outro.
- Não sentem que o relacionamento é uma prisão.

- Vocês comemoram as vitórias um do outro, não importam quais sejam.
- Vocês permitem o desenvolvimento pessoal mútuo e colaboram para que isso aconteça.
- Não têm medo do abandono repentino porque sabem que, se algum dia o outro mudar de opinião sobre o relacionamento, ele dirá isso claramente.
- Vocês entendem que o relacionamento pode mudar e evoluir.
- Vocês se sentem seguros.
- Se qualquer uma das partes sente ciúme, vocês conversam com calma, sempre que for necessário.
- Quando qualquer uma das partes se sentir mal, reservam um espaço para conversar sobre isso.
- Vocês cumprem suas promessas.
- Vocês não têm medo de um dia serem deixados.

Algumas pessoas, quando se sentem tranquilas no relacionamento, em vez de acreditar que encontraram alguém com quem criar um relacionamento emocionalmente estável e seguro, confundem essa tranquilidade com tédio e falta de amor. Também aconteceu comigo. E já que, durante todo este livro, eu lhe contei algumas das minhas experiências sentimentais, agora chegou a hora de falar do meu relacionamento atual.

No meu caso, depois de seis anos com meu companheiro atual, Alberto, e após muito, mas muito trabalho pessoal, acho que aprendi a enxergar o lado bom das minhas vivências, o que me permitiu crescer como pessoa e saber o que eu queria ou não em uma relação amorosa. Eu me atreveria a dizer que, se não tivesse vivido o que vivi, por mais dramático que tenha sido, eu nunca poderia nem imaginar ter o que tenho agora.

Admito que relatei nestas páginas algumas das minhas piores vivências, mas devo contar que também tive a sorte de encontrar pessoas com as quais mantive um vínculo saudável, que acabei confundindo com falta de interesse. Isso, porém, não deveria acontecer.

Tudo muda quando você enxerga as relações a partir de uma perspectiva diferente. O aprendizado nos ajuda a ver as situações sob outro olhar. E eu aprendi que:

- Onde existe sofrimento, não existe amor.
- É muito importante tratar o outro com respeito e também ser respeitada.
- Para amar alguém de maneira saudável, primeiro preciso me amar.
- Primeiro tenho que pensar em mim mesma.
- Meu companheiro deve ser também meu melhor amigo.
- Se eu não sou capaz de contar ao meu parceiro os mínimos detalhes do que me preocupa, então não posso ser eu mesma.
- Os bens materiais não importam se não houver amor.
- Preciso ter hobbies em comum com meu parceiro.
- Mesmo que tenha medo de dizer o que acho do meu parceiro ou o que sinto por ele, preciso fazer isso, porque, independentemente de sua reação, conhecerei sua maneira de enfrentar as mais variadas situações.
- Nem sempre tenho que ceder para parecer legal com o outro.
- Tenho que impor limites ao que não gosto e que me magoa.
- Posso fazer de tudo, mas não devo ir além dos meus limites.
- Nem tudo depende de mim.
- Os relacionamentos devem ser recíprocos.
- Tentar incansavelmente nunca é suficiente se o outro não demonstra vontade nem compromisso.
- Não é saudável me sentir numa montanha-russa emocional em um relacionamento.
- Tive casos que não merecem ser chamados de relacionamentos porque só eu estava comprometida.
- Se uma pessoa me ama, ela vai me procurar.
- Por mais afagos e "assopros" que me deem, se depois vier uma "mordida", não compensa.
- Preciso que meu companheiro me acompanhe também nos maus momentos.

- Se alguém faz com que eu me desvalorize, eu devo fugir dele.
- Odeio mentiras porque sei o que se sente quando alguém mente para a gente repetidas vezes.
- Preciso de alguém que adore viajar, conhecer outras culturas e tenha uma vontade incansável de aprender sobre tudo.
- Não tenho que ser "mãe" do meu companheiro e as responsabilidades dele não são minhas.
- Sentir-me livre com a minha sexualidade vai além de simplesmente ter orgasmos.
- Quando existe vontade e interesse, não existem infinitos "hoje eu não posso".
- As conversas mais sérias nunca devem ocorrer por mensagens de texto.
- Os outros só terão respeito por mim quando eu mesma me respeitar.
- Fico muito bem sozinha.
- Ter um companheiro é muito mais do que não estar só.
- É melhor ter um parceiro que compartilhe minha felicidade do que ter alguém que se sinta na obrigação de me dar felicidade, porque sou a responsável pelas minhas emoções e é melhor eu não deixá-las nas mãos de ninguém.
- Não devo criar expectativas sobre os outros.
- Não preciso ser perfeita.
- É importante me deixar levar.
- O melhor é ser eu mesma.

Graças a tudo isso, há seis anos conheci o amor saudável, o verdadeiro, o que eu nunca trocaria por nenhum dos meus traumas. Mas a grande ironia é que foi por causa desses traumas que cheguei aonde estou.

Acredito que meu relacionamento com ele foi um fator determinante para que eu mudasse a maneira como me relaciono comigo mesma e com os outros. Ver refletida, na nossa relação, minhas crenças disfuncionais sobre os relacionamentos e não receber qualquer tipo de reforço da parte dele (na verdade, muito pelo contrário), me fazia duvidar do que eu entendia como modelo de relacionamento. Com ele, nunca existiam comportamentos de protesto porque ele não dava espaço para isso. E se, em algum momento, minha mente vinha com uma daquelas ideias, ele estava por perto para me escutar e me acolher, acalmando meu medo de um possível novo abandono.

Desde o dia em que o conheci, eu senti essa tranquilidade que estou relatando. Não nego que, no princípio, estranhei. "Talvez você não goste dele, ou não goste o suficiente", eu pensava. No entanto, foi aí que resolvi dar a mim mesma uma oportunidade. Afinal, o que mais poderia me acontecer que já não tivesse acontecido? Outra decepção? Eu estava muito bem preparada para todas que viessem.

Então, essa sensação de tranquilidade inicial, diferente dos jorros de felicidade a que eu estava acostumada, foi o que me convidou a mergulhar de vez na relação com ele.

Alberto era diferente de tudo o que eu tinha conhecido até então. Ele se mostrava humano e próximo. Não era o homem que viria me salvar com a estabilidade emocional que eu pressupunha, mas sim com a que demonstrava. Não era um enigma que eu teria que ir decifrando. Não me causava ansiedade. Eu não sentia a necessidade de ficar alerta, com medo de que ele me largasse para ficar com outra. Ele não me dava gelo, e se eu fazia isso por conta dos meus maus costumes (você sabe, a chatice da mochila emocional e dos pequenos traumas) ele continuava demonstrando carinho. Preste atenção: o simples fato de ele demonstrar carinho e interesse por mim nos momentos em que eu esperava que ele fosse desaparecer, como vários outros tinham feito, era algo que eu não entendia. E isso é triste, né? Chega um ponto em que nos acostumamos tanto a ser maltratados nos relacionamentos que, quando nos tratam bem, nós achamos estranho.

Certas vezes, quando falo sobre relações saudáveis e explico o que elas são (no meu consultório ou em palestras), algumas pessoas acham que estou mostrando uma visão idealizada ou romantizada, mas a realidade é outra. O romantizado é o oposto de um relacionamento saudável, e, por mais estranho que pareça, o suposto ideal é o que deveria ser normal.

Alberto, apesar de ter um apego seguro, não aprendeu em casa os aspectos dos relacionamentos que é preciso aprender. Teve que aprender vivendo. Juntos, trabalhamos isso e continuamos nos esforçando para levar o relacionamento adiante.

Ainda me lembro do nosso primeiro encontro. E nem acredito tudo o que tive que viver para chegar aqui. Como você deve imaginar, não foi nada fácil.

Antigamente, eu sabia o que queria, mas não sabia o que *não* queria.

Durante todos esses anos, aprendi a ter consciência do que passei nos anos anteriores. Aprendi a me amar e me valorizar, primeiro como pessoa e depois como parte de um casal. E talvez esse desenvolvimento pessoal tenha sido minha maior vitória. Às vezes, lembranças reaparecem na minha vida de maneira intrusiva, mas existe uma coisa da qual estou muito orgulhosa: eu aprendi a administrá-las e a ficar em paz comigo mesma.

Mesmo sabendo que, no passado, eu não agi como gostaria de ter agido, não foi culpa minha que algumas coisas tenham acontecido como aconteceram. Afinal, eu simplesmente não conhecia outra alternativa.

Aceitar isso é parte do árduo trabalho de autoperdão. E eu espero, querido leitor, que você também consiga se perdoar algum dia.

REFERÊNCIAS BIBLIOGRÁFICAS

ANGULO, M., "¿Crecer? Nunca jamás. Peter Pan y Wendy: Dos patrones de conducta adolescente", *La Torre Del Virrey*, vol. 1, n. 6 (1º jan. 2009), pp. 105-113. <revista.latorredelvirrey.es/LTV/article/view/698>, acesso em 9 maio 2024.

ANICAMA, J., "Tratamiento cognitivo-conductual de la ansiedad. Fobias". Seminário "Aprende de los mejores", Instituto Superior de Estudos Psicológicos (ISEP), Madri, 2014.

BOWLBY, J., "The making and breaking of affectional bonds", *The British Journal of Psychiatry*, vol. 130, n. 3 (mar. 1977), pp. 201-210.

CONGOST, S., *Cuando amar demasiado es depender. Aprende a superar la dependencia emocional*, Barcelona, Planeta, 2015.

CONGOST, S., *Si duele no es amor. Aprende a identificar y a liberarte de los amores tóxicos*, Barcelona, Planeta, 2020.

ESCLAPEZ, M., *Inteligencia sexual. Desarrolla tu potencial sexual, practica sexo inteligente*, Madri, Arcopress, Grupo Almuzara, 2017.

ESCLAPEZ, M., *Ama tu sexo*, Barcelona, Bruguera, Penguin Random House, 2020.

ETXEBARRÍA, L., *Tu corazón no está bien de la cabeza*, Barcelona, Paidós Ibérica, Planeta, 2013.

GAJA, R., *Vivir en Pareja*, Barcelona, Debolsillo, Random House Mondadori, 2005.

GRAY, J. *Homens são de Marte, mulheres são de Vênus*, São Paulo, Bicicleta Amarela, 2015.

HERNÁNDEZ, M., *Apego y Psicopatología. La ansiedad y su origen*, Bilbao, Desclée De Brouwer, 2017.

HOGENBOOM, M., "Las siniestras razones por las que nos enamoramos", BBC News (26 fev. 2016), <www.bbc.com/mundo/noticias/2016/02/160219_vert_earth_siniestra_razon_enamoramos_yv>, acesso em 9 maio 2024.

LEVINE, A. e R. HELLER, *Maneiras de amar: Como a ciência do apego adulto pode ajudar você a encontrar – e manter – o amor*, Rio de Janeiro, Sextante, 2021.

MANRIQUE, R., "El amor: hay (bio)química entre nosotros", *Revista de Química*, vol. 27, n. 1-2 (22 nov. 2013), pp. 29-32, <revistas.pucp.edu.pe/index.php/quimica/article/view/8968>, acesso em 9 maio 2024.

ORGANIZAÇÃO DAS NAÇÕES UNIDAS, "What is Domestic Abuse?", <www.un.org/es/coronavirus/what-is-domestic-abuse>, acesso em 9 maio 2024.

PUNSET, E., "La intuición no es irracional", *Redes* (19 maio 2008), Smart Planet, TVE, <www.rtve.es/play/videos/redes/redes-intuicion-no-irracional/5427256/>, acesso em 9 maio 2024.

QUIJADA, P., "El cerebro enamorado", ABC Blogs (14 fev. 2013), <abcblogs.abc.es/cosas-cerebro/curiosidades/el-cerebro-enamorado.html>, acesso em 9 maio 2024.

RUIZ, L., "¿Cuánto dura el enamoramiento?", *Psicología y mente* (23 mar. 2020), <psicologiaymente.com/pareja/cuanto-dura-enamoramiento>, acesso em 9 maio 2024.

SAIZ, M., "La feniletilamina del amor", *Independientes* (19 nov. 2015), <revistaindependientes.com/la-feniletilamina-del-amor/>, acesso em 9 maio 2024.

VÁZQUEZ, C., "Pareidolia: ¿por qué vemos formas conocidas en los objetos?", elDiario.es (7 maio 2020), <www.eldiario.es/consumoclaro/cuidarse/pareidolia-vemos-formasconocidas-nubes_1_5967577.html>, acesso em 9 maio 2024.

CONHEÇA ALGUNS DESTAQUES DE NOSSO CATÁLOGO

- Augusto Cury: Você é insubstituível (2,8 milhões de livros vendidos), Nunca desista de seus sonhos (2,7 milhões de livros vendidos) e O médico da emoção
- Dale Carnegie: Como fazer amigos e influenciar pessoas (16 milhões de livros vendidos) e Como evitar preocupações e começar a viver
- Brené Brown: A coragem de ser imperfeito – Como aceitar a própria vulnerabilidade e vencer a vergonha (600 mil livros vendidos)
- T. Harv Eker: Os segredos da mente milionária (2 milhões de livros vendidos)
- Gustavo Cerbasi: Casais inteligentes enriquecem juntos (1,2 milhão de livros vendidos) e Como organizar sua vida financeira
- Greg McKeown: Essencialismo – A disciplinada busca por menos (400 mil livros vendidos) e Sem esforço – Torne mais fácil o que é mais importante
- Haemin Sunim: As coisas que você só vê quando desacelera (450 mil livros vendidos) e Amor pelas coisas imperfeitas
- Ana Claudia Quintana Arantes: A morte é um dia que vale a pena viver (400 mil livros vendidos) e Pra vida toda valer a pena viver
- Ichiro Kishimi e Fumitake Koga: A coragem de não agradar – Como se libertar da opinião dos outros (200 mil livros vendidos)
- Simon Sinek: Comece pelo porquê (200 mil livros vendidos) e O jogo infinito
- Robert B. Cialdini: As armas da persuasão (350 mil livros vendidos)
- Eckhart Tolle: O Poder do Agora (1,2 milhão de livros vendidos)
- Edith Eva Eger: A bailarina de Auschwitz (600 mil livros vendidos)
- Cristina Núñez Pereira e Rafael R. Valcárcel: Emocionário – Um guia lúdico para lidar com as emoções (800 mil livros vendidos)
- Nizan Guanaes e Arthur Guerra: Você aguenta ser feliz? – Como cuidar da saúde mental e física para ter qualidade de vida
- Suhas Kshirsagar: Mude seus horários, mude sua vida – Como usar o relógio biológico para perder peso, reduzir o estresse e ter mais saúde e energia

sextante.com.br